Cara Morgen

Ich steh´ auf BDSM!
... und Du?

Wie sag ich´s meinem Partner?
Wie finde ich den richtigen Partner?

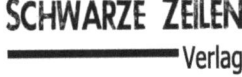

SCHWARZE ZEILEN
━━━━━━━ Verlag

Bibliografische Information der Deutschen Nationalbibliothek

Die Deutsche Nationalbibliothek verzeichnet diese Publikation in der Deutschen Nationalbibliografie; detaillierte bibliografische Daten sind im Internet über **http://dnb.d-nb.de** abrufbar.

ISBN 978-3-945967-14-0

1.Auflage 2015

www.schwarze-zeilen.de

(c) 2015 Schwarze-Zeilen Verlag

Ein Imprint des footstep-Verlag

Reichenaustr. 81c, 78467 Konstanz

Alle Rechte vorbehalten

Coverfoto: Madlen / Bigstock.com

Printed in Germany

Inhaltsverzeichnis

Einleitung

Hallo Sie!

Hallo - hallo Sie - ja, ich habe Sie schon gesehen. Sie können sich nicht verstecken. Nein, nein, bitte klappen Sie das Buch nicht gleich wieder zu!

Dieser Ratgeber wendet sich an Menschen, die mutig genug sind, ihre Lust frei auszuleben. Sie schauen so irritiert. Aber ich sage bewusst "mutig", denn es gehört eine gesunde Portion Selbstrespekt dazu, um sich seine Leidenschaften einzugestehen. Ganz besonders wenn diese Leidenschaften - so wie bei Ihnen und bei mir - nicht selten mit Peitschen, Ketten und Halsbändern zu tun haben und diese Utensilien nicht für Hund oder Pferd bestimmt sind. Jedenfalls nicht im herkömmlichen Sinn.

Fragen Sie sich, warum ich Sie sieze, obwohl wir über so etwas Intimes wie die Vorlieben im Bett ... oder wahlweise auf dem Küchentisch oder auf dem Fußboden sprechen?

Natürlich könnte ich behaupten, es läge daran, dass auch dominante Damen und Herren unter dem geneigten Leserkreis weilen. Und den Tops, Doms oder Meistern gebührt sowieso Respekt. Aber vergessen wir nicht, dass auch die Subs, die Sklaven, die Devoten - oder welche Bezeichnung Sie auch immer bevorzugen - viel Courage beweisen. Schließlich ist es sogar sehr mutig, sich einem dominanten Partner auszuliefern und sich diese besondere Art der Leidenschaft "antun zu lassen".

Im Grunde verfalle ich nicht in den kumpelhaften Hey-Du-Slang anderer Ratgeber, weil ich Ihnen allen Respekt zolle. Allein deshalb, weil Sie dieses BDSM-Buch erworben und sich somit Ihre Neigungen eingestanden haben. Jeder, der seine Leidenschaften frei auslebt, verdient es, für seine Courage respektvoll angesprochen zu werden.

Was? Wie meinen Sie das, Sie leben Ihre Vorlieben noch nicht oder nicht mit Ihrem Partner aus?

Aber keine Sorge, das werden wir schnell ändern!

Sie schütteln so zweifelnd den Kopf. Ich weiß schon, was Sie denken. Das Thema BDSM bespricht man nicht mal eben am Küchentisch. So nach dem Motto:

"Schatz, die Gurken sind alle. Übrigens - ich stehe auf Schläge im Bett."

Oder:

"Mausi, bringst du vom Einkauf bitte Klopapier mit? Und eine Gerte, ich will dir gern den Hintern verhauen."

Nein, wer auf diese Art seine Neigungen gesteht, trifft in den meisten Fällen auf ungläubiges Gelächter, kalte Schultern und taube Ohren. Darum stellt sich für uns - ja, ich meine uns, denn ich werde Ihnen die ganze Zeit beistehen - die eine, alles entscheidende Frage:

Wie sag´ich es dem Partner?

Teil I

Wie sag ich´s bloß dem Partner?

Dom, Sub, Switcher - wie sage ich es dem Partner?

Erotik ist so eine Sache - der Fantasie sind keine Grenzen gesetzt, die Gedanken sind frei. Und trotzdem treibt es uns die Schamesröte ins Gesicht, wenn wir über die so genannten Tabuthemen sprechen. Ich sage bewusst "uns" und "wir". Denn mir geht es da ganz genauso wie Ihnen.

Besonders das Thema BDSM trifft im Allgemeinen auf viele Vorurteile. Dominante Männerhasserinnen mit Peitsche und Sadisten mit ödipalen Komplexen sind nur zwei der gängigen Animositäten, denen sich Dominante und Devote gegenübersehen. Sicherlich haben sich die Grenzen der Schicklichkeit bereits aufgeweicht - ein Zustand, den wir nicht zuletzt bekannten Soft-BDSM-Romanen wie "50 Shades of Gray" oder "Crossfire" zu verdanken haben.

Doch im Allgemeinen fällt es auch heute noch schwer, sich selbst und anderen zum ersten Mal einzugestehen: Ja, ich stehe auf Sadomaso.

Ich merke, dass der eine oder andere von Ihnen leicht nickt, während wieder andere vehement den Kopf schütteln werden. Wie Ihr Umfeld auf Ihre sexuelle Neigung reagiert, hängt sicherlich von vielen Komponenten ab.

Aber seien Sie ehrlich zu sich selbst - wie leicht würde es Ihnen fallen, Ihrem Partner oder Ihrer Partnerin ins Gesicht zu sagen:

"Schatz, es macht mich geil, geschlagen zu werden."

Oder:

"Ich werde erst so richtig erregt, wenn ich dir den Hintern peitschen kann."

Ja, Sie verstehen, was ich meine. Über eine BDSM-Neigung - sei sie bereits länger vorhanden oder erst neu gefunden - spricht es sich eben nicht so leicht. Schließlich möchte niemand von uns vor seinem Schatz als - Sie werden entschuldigen, dass ich dieses in der Szene nicht gern gehörte Wort gebrauche - "pervers" da stehen.

Jedoch kann ein unerfülltes Bedürfnis sich früher oder später in einer anderen Form entladen. Vielleicht sind Sie schneller gereizt oder Sie ziehen sich in Ihre eigene Welt zurück. Beides können Folgen einer unerfüllten Vorliebe im Bereich der Sexualität sein. Damit Ihnen weder das eine, noch das andere aus den genannten Gründen geschieht, beschäftigen wir uns also zunächst mit der Frage, wie Sie Ihre Leidenschaft für diese besondere Art der Erotik ohne Probleme in Ihr Liebesleben einfließen lassen können.

Haue? Ja bitte! Aber was sagt der Partner dazu?

Es ist eine Sache, eine dominante oder eine devote Ader an sich zu bemerken, jedoch eine ganz andere, diese auch zu akzeptieren. Dominante Damen und Herren, die eventuell auch über sadistische Vorlieben verfügen, müssen fürchten, als gewalttätig angesehen zu werden. Devote Frauen und Männer sehen sich mit der Angst konfrontiert, als schwach oder unterwürfig zu gelten.

Dabei müssen Sie sich vor Augen führen, dass Ihre Rolle im Schlafzimmer - oder wo auch immer Ihre Fantasie Sie hinschickt - nichts mit Ihrer Rolle im Alltag zu tun hat. Speziell Novizen und Novizinnen vergessen diese Tatsache oft, sodass die BDSM-Neigung mit einem Interessenkonflikt einhergeht. Einerseits wollen Sie Ihre Leidenschaft ausleben, andererseits wollen Sie nicht als "anders" gelten.

Sie fragen sich, was ein Novize mit der BDSM-Szene zu tun hat? Natürlich hat Sadomaso mit all seinen Facetten herzlich wenig mit der Kirche zu tun. Jedenfalls, wenn wir das sexy Nonnenkostüm aus der Fetisch-Abteilung und das erotische Rollenspiel von der Züchtigung im Kloster außer Acht lassen.

Jedoch kommt der Begriff **Novize/Novizin** tatsächlich aus dem kirchlichen Bereich und bezeichnet einen Anwärter oder eine Anwärterin auf das geistliche Amt. In dieser Zeit macht sich der Interessent oder die Interessentin mit den Gebräuchen und Geflogenheiten in dem jeweiligen Orden vertraut. Gefällt ihm oder ihr das Leben dort nicht, stellt der Austritt aus dem Konvent eine schnelle und effiziente Problemlösung dar.

Ebenso verhält es sich in der BDSM-Szene. Novizen werden die Neulinge in diesem Bereich der Erotik genannt. Speziell in BDSM-Clubs und Stammtischen nehmen die erfahrenen Mitglieder auf diesen Status Rücksicht und überfordern die Sadomaso-Neulinge nicht.

Ich sehe Sie leicht schmunzeln und Sie fragen sich, wie kann man denn von einer neuen Spielart beim Sex gleich überfordert sein. Das geht schneller, als Sie vielleicht denken. Die eigenen

Grenzen werden nicht erkannt - sowohl die physischen, als auch die psychologischen Schamgrenzen. Sie würden sich wundern, wie viele dominanten und devoten Langzeit-BDSMler noch immer rote Bäckchen bekommen, wenn sie über Sex sprechen. Schließlich bedeutet die Offenheit gegenüber alternativen Sexpraktiken keine vollständige Enthemmung.

Merken Sie als Neuling, dass Sie diese spezielle Art der Erotik überfordert, ziehen Sie sich vielleicht komplett aus der Materie zurück und wollen mit der BDSM-Szene nichts zu tun haben. Dann verleugnen Sie Ihre Neigung oder leben sie ausschließlich im Geheimen aus. Beides kann Ihr inneres Gleichgewicht stark beeinträchtigen. Ich weiß, dieser Satz hört sich stark nach spirituellem Blödsinn an - aber unerfüllte Bedürfnisse können sich tatsächlich zu schwerwiegenden Problemen der Psyche ausweiten.

Leben Sie Ihre Leidenschaft im "stillen Kämmerlein" aus, ist das sicherlich noch lange kein Grund zur Sorge. Hierbei ist nur Vorsicht geboten, damit Sie Ihre eigene Gesundheit nicht gefährden. Ja, ja, ich sehe Sie schon wieder grinsen und den Kopf schütteln. Aber stellen Sie sich vor, Sie finden Fesselspiele erregend, probieren diese allein in Ihrer Wohnung aus und plötzlich kommen Sie nicht mehr frei. Was dann? Wie bitte, diesen Fall finden Sie mehr als unglaubwürdig? Na dann erzähle ich Ihnen mal die Geschichte eines guten Bekannten.

Philipp ist Gründungsmitglied unseres BDSM-Stammtisches, einer kleinen Runde Dominanter, Devoter und Switcher, die sich wöchentlich in ihrem Lieblingsclub treffen. Auf jeden Fall kamen wir eines Abends auf das Thema "Outing" zu sprechen. Zu dem Outing zählt schließlich nicht nur die Erkenntnis, homosexuell zu sein, sondern generell eine andere Art von Sexualität zu bevorzugen. Philipp erzählte also von seinem ersten Mal, dass ein anderer seine Vorstellung von sexueller Stimulation mitbekam - und zwar war das ausgerechnet seine damalige Freundin Daniela.

Sie müssen wissen, Philipp gehört weniger zu den Sadomasochisten als zu den Fetischisten. Er liebt es, Nylon zu tragen oder sich damit an das Bett, den Stuhl oder wahlweise an das Heizungsrohr zu fesseln. Sich selbst hatte er diesen Fetisch nur widerwillig eingestanden. Doch es Daniela sagen?

"Nie im Leben!"

Ich höre ihn bei diesem Satz noch immer lachen.

"Weißt du", sagte Philipp und nippte an seinem Bierglas, sodass der Schaum seine Oberlippe benetzte und erst verschwand, als er mit der Hand darüberstrich, *"irgendwie wollte ich es Dani immer sagen, aber ich hab mich nicht getraut. Darum habe ich mein Zeug immer nur dann rausgeholt, wenn sie arbeiten war oder einkaufen. Ich habe mir ihre selbsthaltenden Nylonstrümpfe übergestreift und mich mit ihren Strumpfhosen selbst an den Bettpfosten gefesselt. So mit einer Hand, du verstehst schon."*

Klar, die andere wurde ja für etwas andere gebraucht. Sie verstehen schon.

"Und dann hab ich es mir eben selbst besorgt und mir dabei vorgestellt, ich würde komplett in Nylon stecken und Dani würde vor mir stehen und mir Anweisungen geben, wie ich mich wichsen soll. Einmal hatte ich mir einen ihrer Strümpfe

über die Hand gezogen und damit meine Erektion bearbeitet. Mann war das ein geiles Gefühl!"

Er grinste mich an und schielte in Gedanken schwelgend auf die bestrumpften Beine seiner Freundin.

"Ich hab erst gehört, dass Dani wieder kam, als der Schlüssel in der Tür kratzte. Ich wollte mich losmachen und so tun, als wäre nichts gewesen, aber das blöde Nylon hatte sich durch mein Ziehen und Zerren so verschnürt, dass ich festsaß. Sie hat mich gefesselt und stöhnend im Schlafzimmer gefunden. Ich habe mich fürchterlich erschreckt, als ich sie gesehen hab ... und in dem Moment bin ich gekommen wie noch nie. Alles auf ihre neuen Strumpfhosen, die ich mir angezogen hatte. Ich habe wirklich gedacht, sie schmeißt mich raus, so wie sie geguckt hat."

Verliebt schaute er seine Freundin an, die sich kopfschüttelnd an ihn schmiegte.

"Zur Strafe, dass er meine Strumpfhose ruiniert hatte, hab ich ihn einfach da sitzen lassen", erklärte sie mir und drohte ihrem Freund spielerisch mit erhobenem Zeigefinger.

"Und als ich später wieder ins Schlafzimmer bin, hab ich ihn gefragt, ob er mich für dumm hält und glaubt, ich hätte seine ständigen Aktionen mit meinen Strümpfen nicht bemerkt. Mann, Cara, du hättest seinen Blick sehen sollen. Es hat ewig gedauert, bis er mir seinen Fetisch erklärt hat."

Jetzt leben die beiden ihre besondere Leidenschaft übrigens gemeinsam aus. Doch was wäre gewesen, wenn Daniela nicht so verständnisvoll reagiert hätte? Wenn sie gegangen wäre und ihren Freund gefesselt im Bett sitzen gelassen hätte? Stellen Sie sich vor, Sie müssten in einer solchen Situation Hilfe holen. Na, diesen Anruf bei der Ambulanz stelle ich mir interessant vor.

Sie sehen also, seine Neigungen allein auszuleben, kann unter Umständen gefährlich sein. Darum ist es immer besser, seinen Partner einzuweihen. Doch nicht nur Novizen, sondern auch alteingesessene BDSMler bekommen bei dem Gedanken, Ihre Vorliebe dem Lebensgefährten zu "beichten", schnell Bauchschmerzen.

Aber warum ist das so? Schließlich sollte man sich in einer Beziehung doch alles sagen können, was einen bewegt. Aber bedenken Sie, dass Sie Ihrem Partner oder Ihrer Partnerin mit ihrem Outing eine neue Seite von sich präsentieren. Das ist in jeder Situation nicht leicht, weil Sie nicht wissen können, wie Ihr Schatz darauf reagiert. Die Furcht vor Ablehnung motiviert daher die Geheimhaltung.

Haben Sie sich nun aber entschieden, Ihrem Liebsten oder Ihrer Liebsten von Ihrer Leidenschaft zu erzählen, denken Sie immer an eines: Sie sind nicht allein da draußen!

Es gibt viele Beziehungen, in denen einer der Partner besondere Vorlieben hat. Vielleicht knabbert er beim Liebesspiel gern an den Brustwarzen des Partners. Oder er leckt mit Vorliebe dessen Füße ab. Welche Neigungen Sie auch haben mögen, eines wird Sie immer daran hindern, diese mit Ihrem Partner auszuleben: Wenn Sie es ihm nicht sagen.

Oftmals ist die Fantasie mutiger als das reale Ich. In Ihren Gedanken gehen Sie Ihren Neigungen nach und genießen diese auch. Doch in der Realität fürchten Sie, Ihren Partner zu verschrecken. Vielleicht schämen Sie sich für Ihre besonderen

Faibles. Oder Sie trauen sich nicht, diese vor sich selbst zuzugeben.

Damit ist jetzt Schluss! Nehmen Sie Ihren Mut zusammen und gestehen Sie sich selbst ein, welche Vorlieben Sie im Schlafzimmer haben. Erst danach können Sie mit Ihrem Partner darüber sprechen. Verstehen Sie, was ich meine?

Überlegen Sie sich, was genau Sie mit Ihrem Partner ausleben möchten. Haben Sie für sich herausgefunden, dass Sie gern dominant sind, ist das für Sie natürlich ein Fortschritt. Allerdings können Sie nicht davon ausgehen, dass Ihr Mann oder Ihre Frau sofort weiß, was das bedeutet. Also definieren Sie Ihre Bedürfnisse zunächst für sich selbst.

Sind Sie dominant, überlegen Sie sich zunächst Folgendes: Möchten Sie nur im Bett das Sagen haben? Möchten Sie bestimmen, wann und wie Ihr Partner sie verwöhnt? Oder verspüren Sie den Reiz, lustvolle Schmerzen zuzuführen. Speziell, wenn es um sadistische Gelüste geht, reagieren viele Vanillas - verwenden wir am besten diese Bezeichnung für die Menschen, die mit der BDSM-Szene nichts zu tun haben - verunsichert oder ablehnend. Verantwortlich ist die Grundregel, die wir alle bereits im Kindergarten beigebracht bekommen haben: Was Du nicht willst, was man Dir tu, das füg` auch keinem anderen zu!

Ja, ich sehe, dieses Sprichwort ist Ihnen geläufig. Viele Menschen fürchten sich vor körperlichen und psychischen Schmerzen. Das ist mehr als verständlich. Daher fällt es ihnen schwer, die Lust eines anderen an genau diesem Schmerz und dem Zufügen der Pein nachzuvollziehen. Im schlimmsten Fall verwechselt Ihr Partner Ihr Bedürfnis sogar mit Gewaltbereitschaft.

Damit der geliebte Mensch den Sadomachismus nicht mit Real-Sadismus gleichsetzt, überlegen Sie, warum Sie diese Neigung hegen.

Ich weiß, warum Sie nun mit den Augen rollen. Wie viele Hobby-Psychologen haben schon über diese Frage philosophiert? Und wie oft wird BDSM in Film und Fernsehen als Perversion verschrien? Aber denken Sie immer daran: BDSM ist eine andere Form der Erotik, für die Sie sich nicht zu schämen brauchen.

Darum sollen Sie sich mit dem Grund für Ihre Gelüste - beispielsweise durch ein Schlüsselerlebnis - nur beschäftigen, um diesen Ihrem Partner verständlich zu machen. Der Satz:

"Schatz, ich will dich auspeitschen, weil mir dann tierisch einer abgeht!",

wird selten auf so viel Verständnis stoßen wie beispielsweise die Worte:

"Schatz, ich möchte dich gern auspeitschen. Du fragst dich, warum? Wenn du vor mir stehst und ich diese Macht spüre, erregt mich das. Ich weiß, dass du dich mir hingibst, und sehe das als Beweis für unsere Liebe an. Darum möchte ich dir nicht einfach wehtun, damit du Schmerzen hast, sondern weil mich deine Hingabe und dein Vertrauen erregen."

Auf diese Weise bringen Sie Ihrem Partner Ihre Gefühle nahe und erklären gleichzeitig, dass Sie ihn nicht aus reinem Sadismus quälen wollen. Sie schaffen eine erste Vertrauensbasis in diesem Bereich der Erotik.

Übernehmen Sie mit Vorliebe die devote Rolle, klären Sie erst für sich selbst, ob Sie nur devot oder auch masochistisch veranlagt sind. Überlegen Sie sich, ob Sie ausschließlich das Gefühl des Ausgeliefertseins und der Unterwerfung erregt. Oder fühlen Sie vielleicht Lust, wenn Ihr Körper Schmerzen spürt? Hier ist der Unterschied besonders wichtig, damit Ihr Partner sich darauf einstellen kann. Sonst möchte Ihr übereifriger Mann Ihnen vielleicht mit dem Pfannenwender den Hintern versohlen, obwohl Sie beim Sex nur gern Handschellen tragen wollen. Oder Ihre Frau fesselt Sie mit Ihren neuen Seidenkrawatten ans Bett, obwohl Sie vor dem Liebesakt ein Halsband umbekommen und mit der Gerte bearbeitet werden wollen.

Daher ist der Satz:

"Liebling, ich will, dass du mich im Bett dominierst",

mehrdeutig zu verstehen. Erklären Sie Ihrem Partner lieber, wie Sie unterworfen werden wollen und was Sie an diesen Praktiken erregt. Hier zeige ich Ihnen zwei Beispiele, wie Sie Ihrem persönlichen Vanilla Ihre Devotion und Ihren Masochismus verständlich näher bringen:

"Liebling, ich muss mal mit dir reden. Weißt du, ich brauche es, im Bett unterworfen zu werden, weil ich mich erst dann richtig frei fühlen kann. Und weil ich dir vertraue, fühle ich mich dabei auch vollkommen sicher. Diese Neigung ist ein Teil von mir und ich möchte gern, auch diesen Teil meines Lebens mit dir teilen."

17

Oder:

"Schatz, ich lasse mich gern im Bett schlagen und quälen. Der Schmerz hilft mir, meine Gedanken und Gefühle zu kanalisieren, sodass ich mich dadurch frei entfalten kann. Weil ich weiß, dass ich dir vertrauen kann, möchte ich gern, dass du mir diese süßen Qualen bereitest."

Verstehen Sie, was ich meine? Erklären Sie Ihrem Partner Ihre Gefühle, damit er Ihre Vorlieben nachvollziehen kann. Fallen Sie einfach mit der Tür ins Haus, besteht die Gefahr, dass Ihr Schatz sich überfordert fühlt und aus diesem Grund "die Schotten dichtmacht". Er stellt auf stur und möchte mit der ganzen Thematik nichts zu tun haben.

Merken Sie, dass Ihr Mann oder Ihre Frau sich für Ihre Leidenschaft erwärmt, aber nichts mit den Worten sadistisch, masochistisch, dominant und devot anfangen kann, erklären Sie zunächst, worum es sich bei BDSM handelt.

Sonst reden Sie womöglich aneinander vorbei wie meine Bekannte Kerstin, die mir in einem SM-Club Folgendes erzählte:

Kerstin wollte ihrem Mann von ihrer BDSM-Neigung erzählen. Dafür wählte sie die direkte Methode und sagte ihrem Göttergatten auf den Kopf zu: *"Schatz, ich will, dass wir mal BDSM-Spiele ausprobieren!"*

Ihr Mann Dieter gehört zu der älteren Generation. Shades of Grey ist spurlos an ihm vorbeigegangen und seine Antwort

18

war: *"Ach Kerstin, ich kann mit dem ganzen Computerzeug nichts anfangen! BDSM, ISBN, HTML ... was denn noch alles? Frag doch Stefanie, ob sie mit dir spielt."*

Stefanie ist die zwölfjährige Tochter der beiden. Sie sehen, Unklarheiten können zu großen Missverständnissen führen.

Wenn Sie also merken, dass Ihr Partner die Begriffe Devotion, Domination und BDSM nicht zuordnen kann, sorgen Sie behutsam für eine Klarstellung. Demnach steht BDSM für:

B = Bondage

D = Discipline / Dominance

S = Submission / Sadism

M = Masochism

Also spielen beim BDSM Dominanz, Unterwerfung, spieleri-sche Bestrafung und Lustschmerz eine große Rolle. Auch Fes-sel-Spielchen fallen in diese Kategorie. Bekommt Ihr Partner bei dem Gedanken, Sie zu schlagen oder von Ihnen geschla-gen zu werden, Bauchschmerzen, erklären Sie, welche Regeln beim BDSM greifen.

So verläuft BDSM immer nach dem SSC-Prinzip. Dies steht für:

S = Safe

S = Sane

C = Consensual

"*Safe, sane and consensual*" steht für "sicher, gesund (oder mit gesundem Menschenverstand) und einvernehmlich". Dieses Prinzip sorgt für die Sicherheit beider Partner bei den Spielen. Als Symbol dafür gilt unter anderem die dreiteilige Triskele.

Lust auf Lust

Wollen Sie Ihren Liebsten oder Ihre Liebste über Ihre Neigungen aufklären, reden Sie mit Ihrem Partner. Nehmen Sie sich dafür genügend Zeit, um Missverständnisse oder Vorurteile zu beseitigen.

Überlegen Sie sich, was genau Sie an Ihrer Vorliebe erregt. Fassen Sie es zunächst für sich selbst in Worte. Dann fällt es Ihnen später leichter, Ihrem Schatz Ihre Leidenschaft näher zu bringen und ihn oder sie im besten Fall davon zu überzeugen.

Ihre eigenen Gründe für Ihre Neigung sind selbstredend individuell, doch es gibt durchaus Gefühle, die bei den jeweiligen Leidenschaften im Vordergrund stehen. Was ich damit sagen möchte? Schauen wir uns diese kleine Zusammenfassung an:

Domination / Sadismus

Welche Emotionen liegen der Veranlagung einer dominanten Neigung zugrunde? Zum einen besitzt der dominante Part die Kontrolle über das Spiel und seinen oder ihren Spielpartner. Die Gefühle von Macht und Überlegenheit spielen in diesem Bereich eine tragende Rolle. Speziell der Machtrausch sorgt für die Erregung des dominanten Parts. Im weiteren Sinne gibt diese Leidenschaft dem oder der Dominanten ein Gefühl der Sicherheit. Immerhin verläuft die Session in festgesteckten Grenzen nach seinem oder ihren Vorstellungen.

Bevor die devoten Leser und Leserinnen glauben, der dominante sei gleichbedeutend mit dem einfacheren Part - so einfach ist es nicht. Schließlich besitzt der führende Part die Verantwortung für das physische und psychische Wohl des oder der Devoten.

Erklären Sie Ihrem Schatz, dass Sie eine dominante Veranlagung besitzen und er oder sie wendet sich verschreckt ab, weil er sofort an sadistische Spiele denkt, dann klären Sie ihn oder sie auf. Nicht jeder Dominante ist ein Sadist. Wo genau liegt nun der Unterschied?

Für den führenden Part in einer BDSM-Session gibt es verschiedene Begriffe. Domina/Dominus, Top oder eben Sadist. In vielen Fällen verwenden BDSMler die jeweiligen Bezeichnungen undifferenziert. Jedoch nennt man den bestimmenden Part bei einer Session nur dann Domina oder Dom, wenn tatsächlich D/S (domination/submission) im Spiel ist. Hierbei spielt vorwiegend das Rollengefälle eine große Rolle, da die Domina oder der Dom ihre Erregung aus ihrer Machtposition schöpft, beziehungsweise aus der Unterwerfung des Partners oder der Partnerin.

Dagegen erregen sich Sadisten an dem Zufügen von Schmerzen. Auch hierbei steht die Kontrolle über die Situation und den Partner im Vordergrund, jedoch erhält der physische Eingriff in das Spiel einen höheren Stellenwert als die eigentliche Machtposition. Das klingt nun alles viel komplizierter als es eigentlich ist. Verspüren Sie in beiden Fällen Erregung, erklären Sie

Ihrem Schatz doch einfach, Sie seien ein **Top**. Das ist die Bezeichnung für den Spielführer und legt Sie nicht auf die Klassen Domination und Sadismus fest.

Manche werden nun einwenden, der führende Part ist immer der Dominante. Aber nein, da irren Sie sich. Im BDSM-Bereich gibt es noch das sogenannte "Topping from the bottom". Hierbei bestimmt der devote/masochistische Partner, was während der Session geschieht. Mit Gesten, gesprochenen Anweisungen oder Code-Wörtern gibt er dem ausführenden Part zu verstehen, welche physische oder psychischen Schmerzen er erleiden möchte. In dieser Situation handelt es sich dann um einen masochistischen Top.

Fürchtet sich Ihr Schatz noch immer vor furchtbaren Schmerzen und Ihrer Lust an seiner oder ihrer Qual, machen Sie deutlich, dass Real-Sadismus bei BDSM nichts, aber auch gar nichts zu suchen hat. Vergessen Sie nicht, dass jede Handlung einvernehmlich geschieht und somit beide Partner ein Mitspracherecht bei der Spielplanung haben.

Devotion / Masochismus

Ebenso wie nicht jeder Dominante ein Sadist ist, muss es sich nicht bei jedem Devoten um einen Masochisten handeln. Bei beiden Neigungen stellt die Abgabe der Kontrolle einen Grund für die Erregung dar. Doch während sich der oder die Devote an dem psychischen oder physischen Zwang - in Form der freiwilligen Unterwerfung oder des Unterworfenwerdens - erregt, liegt die Leidenschaft des masochistischen Parts in dem Erleiden von Schmerzen.

Viele Vanillas werden bei Ihrer Neigung vielleicht den Kopf schütteln und sich fragen, inwieweit Erniedrigung, physischer Zwang und Qual erregend sein können. Sie müssen sich vor anderen Menschen natürlich nicht rechtfertigen, doch sollte Ihr Schatz dieselben Fragen stellen, können Sie es ihm oder ihr einfach und verständlich erklären und dabei auch die Unterschiede zwischen devot und masochistisch betonen.

Der Begriff "devot" stammt aus dem Lateinischen "devotus" und heißt übersetzt "sich hingeben". Speziell in einem sexuellen Zusammenhang klingt das doch schön, finden Sie nicht auch? Denn immerhin spielt besonders die Hingabe bei der devoten Neigung eine tragende Rolle. Der devote Part unterwirft sich dominanten Spielpartnern, um eine Luststeigerung zu erfahren. Das Abgeben der Kontrolle stellt die sexuelle Stimulanz dar und geschieht aufgrund physischer und psychischer Methoden des dominanten Spielpartners.

Der Ursprung der Erregung ist zumeist das Erreichen der eigenen Grenzen sowie deren Überschreitung. Somit sorgt die Kontrolle des dominanten Spielpartners oftmals dafür, dass der devote Part sich zu einer Handlung "überwindet". Speziell bei dieser Leidenschaft steht die eigene Gefühlswelt und deren Erkundung im Vordergrund. Durch die Devotion wirkt der unterwürfige Part seiner Kontrollsucht entgegen und kann in dem Spiel einfach mal loslassen und sich komplett auf den oder die Dominanten verlassen.

Oftmals steigert sich die Erregung des devoten Partners, wenn im Vorfeld ein Willenskampf mit dem dominanten Part stattfindet. Dem kurzen Machtkampf folgt früher oder später unweigerlich die Unterwerfung - schließlich ist diese der Schlüssel zur Lust - doch das psychische, manchmal auch physische Gerangel besteht als zusätzliches Aphrodisiakum. Devote, die sich nicht "freiwillig" unterwerfen, sondern von ihrem Partner dazu gezwungen werden wollen und sich vielleicht sogar spielerisch dagegen wehren, nennt man in der Szene auch Kampfsubs.

Bei dem Masochismus steht die Lust am Gequältwerden im Vordergrund. Die Erregung resultiert aus dem Erleben von Schmerz, Demütigung oder der allgemeinen Unterdrückung. Der physische Schmerz kann bei den masochistischen BDSMlern als Katalysator wahrgenommen werden, der Emotionen verstärkt und dadurch zu einem Ausbruch von Gefühlen führt. Hierbei variiert der Grad der Qual, sodass einige Masochisten bereits einen leichten Klaps erregend finden, während andere den Schlag des Rohrstocks zum Lustgewinn benötigen. Der Genuss an der eigenen Erniedrigung oder Demütigung besteht ebenfalls in einem Aufbruch der Grenzen. Der masochistische Part gibt sich seinen inneren Trieben hin und akzeptiert seine verruchte Seite aufgrund der verbalen oder physischen Demütigung durch den dominanten Partner.

Selbstredend ist es möglich, dass Sie sich sowohl an der Unterwerfung, als auch an dem physischen Schmerz erregen. In diesem Fall spricht man von einem devoten Masochismus. Ein anderer Begriff lautet schlicht und ergreifend Bottom. Sind Ihnen das zu festgelegte Bezeichnungen, dann verwenden Sie einfach die Begriffe Sklave oder Sklavin.

Das waren nun die vier Neigungen im BDSM. Kommen wir nun zu den einzelnen Praktiken. Sie werden verzeihen, wenn ich mich nur auf die häufigsten Spielarten beschränke. Schließlich handelt es sich um ein derart weites Feld, dass die Buchseiten dafür wohl kaum reichen würden.

Bondage

Als erregend empfunden werden:

- der Kontrollverlust
- das Machtgefälle
- das Gefühl des Eingeschnürtseins
- die daraus folgende Machtlosigkeit und deren "erzwungene" Akzeptanz

Züchtigung / Spanking

Als erregend empfunden werden:

- der physische Schmerz
- dessen "erzwungene" Akzeptanz
- die Demütigung durch das Erleiden der Qual
- das Machtgefälle
- die Überwindung eigener Grenzen

Rollenspiele

Als erregend empfunden werden:

- das Eintauchen in eine andere Rolle
- das daraus resultierende Machtgefälle
- die fiktive Situation

Speziell bei den Rollenspielen gibt es zahlreiche Varianten. Von der Musterung bei der Bundeswehr, über den Besuch beim Arzt, bis zu dem Machtgefälle als Lehrer und Schülerin können Sie mit Ihrem Partner oder Ihrer Partnerin jede beliebige Rolle einnehmen. Vertiefen Sie sich in die Position von Zuhälter und Prostituierte, Polizist und Verkehrssünderin, Chef und Praktikantin oder Entführer und Entführte. Natürlich entscheiden Sie individuell, ob das Spiel femdom (von der Frau dominiert) oder maledom (von dem Mann dominiert) stattfindet.

Eine besondere Art des Rollenspiels ist das Petplay. Hierbei gibt sich ein Part als Tier - beispielsweise als Pferd, Hund oder Schwein - aus. Wobei die Positionen als Ponygirl, Ponyboy oder Hund im Vordergrund stehen. Ob beide Partner sich die Rolle nur vorstellen oder sogar ausgefallene Kostüme ins Spiel kommen, bleibt jedem selbst überlassen. Das Tragen von Halsbändern und Leinen gilt gemeinhin als an das Petplay angelehnte Praktik.

Petplay

Als erregend empfunden werden:
- das deutliche Machtgefälle
- die Ohnmacht des "Tiers"
- das temporäre Ablegen menschlicher Zwänge
- das Aufgehen in der Rolle

Zudem existieren zahlreiche Fetische, die nicht zwangsläufig mit BDSM einhergehen müssen, jedoch oft in das Spiel mit der Macht eingebettet sind. Zu diesen gehören:

* der Fußfetisch
* der Gummi- und Latexfetisch
* Age Play

Bei dem Age Play handelt es sich um eine erotische Spielart, bei der einer oder beide Partner in ein anderes Lebensalter schlüpfen. In der Regel mimt der untergeordnete Part ein Baby oder Kleinkind. Der eigentliche Lustgewinn liegt in der Macht und Ohnmacht, der mit dem Rollengefälle einhergeht.

Die Faszination an dem *Age Play* kann im weiteren Sinne auch an der Vorliebe für *NS* und *KV* liegen. Einige von Ihnen fragen sich sicherlich, was es nun schon wieder mit diesen Abkürzungen auf sich hat. Hier folgt eine kurze Erläuterung:

NS = Natursekt (darunter versteht man den menschlichen Harn)

KV = Kaviar (darunter versteht man die menschliche Ausscheidung aus dem After)

Hierbei handelt es sich um Teilgebiete im BDSM-Bereich, die zwar allesamt in diese Rubrik gehören, jedoch nur selten zusammen durchgeführt werden. In der Regel konzentrieren sich die Partner auf eine oder mehrere Praktiken, die ihren Vorlieben entsprechen.

Das Schlüsselerlebnis als Schlüssel zum Erlebnis

Vielleicht fragt sich Ihr Partner, wie Sie zu Ihrer Leidenschaft gekommen sind. War es purer Entdeckergeist oder eine prägende Erfahrung? Reden Sie mit Ihrem oder Ihrer Liebsten über die Gefühle, die Sie beim Ausüben Ihrer sexuellen Rolle spüren, interessiert sich Ihr Liebensgefährte eventuell für das bereits erwähnte Schlüsselerlebnis. Aber was genau ist eigentlich ein Schlüsselerlebnis?

Um es ganz plump zu sagen: Ein Schlüsselerlebnis ist der individuelle Startpunkt, der den einen oder anderen von uns in die BDSM-Szene gebracht hat. Einige von Ihnen sehe ich nicken, andere kratzen sich noch immer leicht verunsichert am Kopf.

Doch es ist ganz einfach - es gibt Menschen, die ihre dominante oder devote Leidenschaft aufgrund eines Schlüsselerlebnisses, also aufgrund einer stattgefundenen Erfahrung, entdeckt haben. Dabei kann es sich um eine erlebte Situation, ein gelesenes Buch oder einen angesehenen Film handeln. Die Arten des Erlebnisses sind vollkommen verschieden. Es geht schlichtweg darum, dass wir mit dem Reiz Domination oder Devotion angeteast wurden und uns somit näher dafür interessierten.

Ich selbst habe mein Interesse an Sadomaso und all seinen Spielarten durch einen Artikel in einer Zeitschrift entdeckt. In einem Interview schilderte dort eine Domina ihre täglichen Praktiken. Bis dato hatte ich keine Ahnung, was BDSM eigentlich ist, geschweige denn, dass ich eine dahingehende Neigung besitze.

Doch der Bericht erregte mich und fortan las ich im Internet immer mal wieder Artikel oder Geschichten, die sich mit der Thematik beschäftigten. Natürlich dauerte es lange, bis ich meine eigene Ader verstanden - und noch viel länger, bis ich sie akzeptiert habe. Das Interview mit der Domina in der Klatschzeitung war der ausschlaggebende Punkt und damit mein prägendes Schlüsselerlebnis.

In manchen Fällen kann es Ihrem Partner helfen, Ihre Neigung zu verstehen, wenn Sie ihm oder ihr von Ihrem Schlüsselerlebnis berichten. Denken Sie einfach zurück und suchen Sie in Ihren Erinnerungen nach einem Zeitpunkt, der Ihnen für Ihre sexuelle Orientierung prägend erschien.

Finden Sie einen solchen Punkt nicht auf Anhieb, müssen Sie nicht angestrengt Ihren Verstand durchforsten. Viele Menschen experimentieren auch einfach mit ihrer Lust und bleiben bei BDSM "hängen". Appellieren Sie an den Entdeckergeist Ihres oder Ihrer Liebsten, dann können Sie die aufregende Welt des Sadomaso gemeinsam erkunden.

Natürlich sind dabei gemeinsame praktische Erfahrungen sehr wichtig. Doch springen Sie nicht im Lack-Anzug mit Maske und Halsband hinter der Schlafzimmertür hervor, sondern bereiten Sie Ihren Partner ruhig darauf vor. Schließlich wollen Sie weder einen Lachanfall noch die Frage "Ist denn schon Halloween?" provozieren. Damit kommen wir zum nächsten Kapitel.

Gemeinsame Erfahrungen sorgen für fesselnde Augenblicke

Ein Bild sagt mehr als tausend Worte, heißt es im Volksmund. Ähnlich sieht es mit eigenen Erfahrungen aus. Sie können Ihrem Partner sämtliche Details des BDSM schildern und doch wird er oder sie es erst wirklich nachvollziehen können, wenn Sie Ihre Erfahrungen mit ihm oder ihr teilen.

Es gibt mehrere Möglichkeiten, wie Sie Ihren Schatz vorsichtig in die BDSM-Szene einführen können. Dabei kommt es darauf an, wie Ihr Partner auf Ihre Absicht reagiert. Sie kennen Ihren Liebsten oder Ihre Liebste - demnach wissen Sie auch, wie weit Sie bei einer ersten praktischen Erfahrung gehen können. Möchten Sie auf Nummer sicher gehen, sprechen Sie mit Ihrem Partner vorerst über Ihr Vorhaben. Der Satz: "Schatz, heute Abend möchte ich gern Fessel-Spiele auszuprobieren" sorgt dafür, dass sich Ihr Partner mental darauf vorbereiten kann. Binden Sie ihm im gemeinsamen Bett einfach die Hände an die Bettpfosten, kann es zu Missverständnissen kommen. Gleiches gilt, wenn Sie Ihrem Partner die gekauften Handschellen oder Manschetten in die Hand drücken, sich vorfreudig auf die Matratze legen und ihn überfordert mit den Fixierungen stehen lassen.

Sie verstehen, was ich Ihnen sagen möchte? Sprechen Sie sich mit Ihrem Partner ab. Denn schließlich gehören zum Sex immer zwei.

Was den Einstieg in die BDSM-Szene angeht, gibt es verschiedene Typen, die auch unterschiedlich auf Ihre Neigung reagieren. Hierbei ist es völlig egal, ob Sie dominant oder devot veranlagt sind. Kommen Sie, ich zeige Ihnen drei Muster, die Sie bei Ihrem Partner nach Ihrem Outing beobachten könnten. Denken Sie aber bitte daran: Jeder Mensch ist individuell. Es kann also vorkommen, dass mehrere oder auch gar keines dieser Beispiele auf Ihren Schatz zutreffen.

Menschen - und dabei gibt es keinen Unterschied zwischen Vanillas und BDSMlern - unterteilen sich in Theoretiker und Praktiker. Während der Theoretiker zuerst über ein Thema liest oder sich einen Sachverhalt vielleicht auch mehrmals erklären lässt, versucht sich der Praktiker sofort an der Problemlösung und probiert Möglichkeiten aus, bis er die richtige gefunden hat. Demnach reagiert Ihr Partner möglicherweise wie:

Der Surfer:

Haben Sie Ihrem Schatz von Ihren Vorlieben berichtet und diese erklärt, lassen Sie diese Erkenntnis erst einmal sacken. Geben Sie Ihrem Partner Zeit, sich mit der neuen Situation zurechtzufinden. Bei Interesse befragt Ihr Liebster oder Ihre Liebste Sie näher zu Ihren Leidenschaften. Vielleicht besorgt sich Ihr Schatz Fachliteratur oder entsprechende Filme. Das Internet bietet weitreichende Plattformen, um sich über BDSM und all seine Facetten zu informieren. Spätestens nach dem Erfolg des Romans und der dazugehörigen Verfilmung von 50 Shades of Grey finden sich im Netz zahlreiche Artikel, die sich mit der Thematik beschäftigen. Bei einigen handelt es sich um Erfahrungsberichte, bei anderen um Theorien oder fiktive Sachverhalte.

Wenn Sie merken, dass sich Ihr Partner intensiv im Internet oder in Zeitschriften und Büchern kundig macht, fragen Sie ruhig, was er über diese Medien erfahren hat. Speziell Artikel in Zeitschriften oder Foren zielen darauf ab, Leser anzulocken. Es kann also vorkommen, dass die BDSM-Praktiken hier stark verzerrt oder verfälscht dargestellt werden. Vorwiegend in Artikeln wie "So gefährlich ist BDSM" oder "SM - wie pervers ist es wirklich?" steht nicht die sachliche Aufklärung, sondern die sensationelle Aufbereitung im Vordergrund.

Ist dies der Fall, nimmt Ihr Partner vielleicht Abstand von Ihrer Neigung und kann sie nicht akzeptieren. Stellen Sie den Sachverhalt auf ruhige Weise richtig. Erklären Sie Ihrem Schatz nüchtern, welche Fakten nicht auf Sie und Ihre Vorliebe zutreffen. Wichtig hierbei ist, dass Sie auf Vorwürfe aus der Du-hast-doch-keine-Ahnung-Sparte verzichten. Natürlich weiß Ihr Partner nicht, welche Angaben aus dem Netz stimmen und welche nicht. Wie soll er auch? Demnach ist es hilfreich, wenn Sie zusammen mit Ihrem Schatz im Internet surfen oder sich entsprechende Filme ausleihen. Sie wissen ja, dass Gemeinsamkeit meistens mehr Spaß macht.

Der Redner:

Es gibt Menschen, die sich mit unabhängigen Personen besprechen müssen. Sie kennen Ihren Liebsten oder Ihre Liebste und wissen, wie viel Zeit er oder sie mit den Freunden verbringt. Wenn Ihr Partner die Meinungen anderer benötigt, um selbst mit Ihrer Leidenschaft zurechtzukommen, sprechen Sie vorher darüber. Natürlich möchten Sie nicht, dass Ihre Vorlieben in die weite Welt hinausgetragen werden. Schließlich geht es weder Ihre Nachbarin, noch den Postboten etwas an, ob Sie sich im Bett gern schlagen lassen oder nicht.

Bitten Sie Ihren Partner, Ihre Neigung nur Menschen mitzuteilen, denen Sie auch vertrauen können. Dieses Vertrauen ist speziell in engen Beziehungen wichtig, denn Sie sollen sich mit Ihrer Leidenschaft wohl und sicher fühlen und nicht an den Pranger gestellt werden.

Ein Freund vom BDSM-Stammtisch erzählte mir einmal, dass seine ehemalige Freundin mit ihrer Chefin sehr gut befreundet war und diese über seine Neigung aufklärte. Er stand auf Pet-play - ein Rollenspiel, in dem ein Partner die Verhaltensweisen eines Tieres (beispielsweise eines Hundes oder Pferdes) imitiert - und trug im Bett gern Halsband und Leine. Auf der Betriebsfeier, auf die er seine Freundin begleitete, traf er auf deren Chefin, die ihn prompt fragte, ob sie statt eines Tellers lieber einen Napf holen gehen sollte. Diese peinliche Erfahrung sorgte dafür, dass er selbst eine lange Zeit Abstand von seiner Neigung nahm. Erst als er seine jetzige Frau traf, konnte er sich frei ausleben.

Sie sehen also, warum das Vertrauen eine derartige Relevanz einnimmt. Wenn Sie nicht wollen, dass Ihr Partner jemand anderem von Ihren Vorlieben erzählt, sagen Sie das klar und deutlich. Sie haben ein Recht auf Ihre Geheimnisse. Denken Sie daran, nur weil es einige Spielarten im BDSM gibt, die in der Öffentlichkeit stattfinden, heißt das nicht, dass die Öffentlichkeit auch mitspielen oder daran teilhaben darf.

Der Macher:

Wissen Sie, dass Ihr Schatz Überraschungen nicht abgeneigt ist, wählen Sie den direkten Weg: Bauen Sie Ihre BDSM-Fantasie in der Softversion in Ihr Liebesspiel ein. Was ich mit Softversion meine? Nehmen wir an, Sie mögen es, Ihren Partner während des Liebesakts zu schlagen. Hat er das noch nie ausprobiert, nehmen Sie natürlich nicht die Gerte zur Hand und striemen den noch unbehandelten Po. Verwöhnen Sie Ihren Liebsten oder Ihre Liebste und verabreichen Sie ihm oder ihr erst einmal einen leichten Klaps. Am besten achten Sie darauf, dass es noch kein Schlag, sondern mehr eine feste Berührung ist. Somit fällt es Ihnen leichter, die Reaktion Ihres Partners einzuschätzen. Stoßen Sie nicht sofort auf Ablehnung, dürfen Sie den Klaps wiederholen, diesmal vielleicht mit höherer Intensität. So tasten Sie sich zusammen mit Ihrem Schatz langsam an Ihre eigene Fantasie heran.

Sind Sie sich unsicher wie Ihr Schatz reagiert, achten Sie darauf, dass Sie ihm oder ihr während des Spiels in das Gesicht sehen können. So können Sie ständig die Mimik studieren und das Spiel beenden, wenn Sie den entsprechenden Wunsch im Gesicht Ihres Partners ablesen können. Sind Sie der devote Part, nehmen Sie bei dem ersten Versuch am besten ebenfalls diese Haltung ein. So kann Ihr Partner im Gegenzug Ihr Gesicht im Auge behalten und erhält dadurch mehr Sicherheit. Sie vermitteln ihm mit Ihrer Mimik, wie weit er gehen darf oder ob Ihnen die Intensität der Schläge gefällt. Merken Sie, dass Ihr Partner oder Sie selbst keinen Gefallen an dem Spiel finden, beenden Sie es und sprechen Sie darüber, wo der Fehler lag. Denken Sie daran, dass es niemandem hilft, sich zu verstellen und keinen Spaß zu empfinden.

Schließlich gehört das zu den wichtigsten Grundsätzen beim BDSM: Erlaubt ist, was allen Spaß macht.

Bei allem Spaß spielt natürlich auch die Sicherheit eine große Rolle. Denken Sie daran: Gerade wenn es um Fesseln geht, gibt es Menschen, die auf das Gefühl des Ausgeliefertseins panisch reagieren. Seien Sie Ihrem Partner deswegen nicht böse, sondern lösen Sie die Fixierungen und überlegen Sie sich zusammen mit Ihrem Schatz eine mögliche Alternative. Missfallen Ihrem Partner beispielsweise nur die Handschellen, versuchen Sie es vorerst mit weichen Stoffbändern. Diese lassen sich leichter und schneller lösen und Ihr Partner braucht keine Angst zu haben, Sie könnten den Schlüssel verlieren.

Fühlen sich beide Partner in der Situation wohl, sorgen die ersten Erfahrungen für fesselnde Augenblicke.

Haben Sie mit Ihrem Partner zusammen theoretische oder erste praktische Erfahrungen gesammelt, ziehen Sie Ihre Schlüsse daraus. Definieren Sie zusammen Ihre Vorstellungen und gehen Sie auf die Vorschläge des jeweils anderen ein. Vielleicht braucht Ihr Schatz mehr Zeit, um sich mit der Thematik abzufinden. Oder Sie denken sich gemeinsam ein Szenario aus, das Sie beim nächsten Liebesspiel einbauen. Sie merken: Kompromisse einzugehen, gehört zu einer guten (BDSM-) Beziehung dazu.

Kompromisse in der SM-Partnerschaft

Stellen Sie sich vor, ich halte einen Kompass in der Hand. Können Sie ihn vor Ihrem geistigen Auge sehen? Sie fragen sich sicher, warum ich Ihnen den vor die Nase halte - und warum er nicht nach Norden zeigt. Nein, natürlich ist das nicht das berühmte Accessoire von Captain Jack Sparrow. Stattdessen sehen Sie hier nur drei Richtungen, sodass der Pfeil entweder nach links, nach rechts oder in die Mitte zeigen kann. Ich sehe, dass Sie sich gerade fragen, was das zu bedeuten hat.

Ganz einfach: In jeder Partnerschaft ist es elementar, einen Mittelweg zu finden, wenn man sich nicht einigen kann.

Die SM-Partnerschaft bildet dabei keine Ausnahme. Hier nimmt der Kompromiss sogar noch einen höheren Stellenwert ein, denn bei den verschiedenen Sadomaso-Spielarten erhält das gegenseitige Vertrauen eine hohe Relevanz.

Sie haben Ihrem Partner nun berichtet, dass Ihre sexuellen Vorlieben im BDSM-Bereich liegen. Vielleicht haben Sie sogar erste gemeinsame Erfahrungen gesammelt. Nun müssen Sie herausfinden, ob Ihr Schatz Ihre Leidenschaften teilt oder nicht.

Erwarten Sie nicht, dass Ihr Partner, nachdem er von Ihrer devoten Ader erfahren hat, begeistert die Gerte ergreift und plötzlich der perfekte Dom ist. Ebenso wenig wird Ihr Liebster oder Ihre Liebste sich sofort ein Halsband umschnallen, nur weil Sie Ihre dominante Seite zeigen wollen. Auch wenn jeder BDSMler sich das vielleicht wünscht, in der Realität müssen

Sie Ihrem Partner Zeit geben. Akzeptieren Sie auch seine Wünsche und gehen Sie darauf ein.

Sie fragen sich weiterhin, warum ich Ihnen den Mittelweg-Kompass zeige? Manchmal ist es schwierig, den Mittelweg zu finden. Vielleicht stellen Sie den Wunsch des Partners über Ihren eigenen - oder Sie möchten gern Ihren Willen durchsetzen. Doch eine gute SM-Partnerschaft funktioniert nur, wenn beide Partner mit den ausgeübten Praktiken einverstanden sind. Damit dies der Fall ist, kommen Sie um klärende Gespräche nicht herum. Lassen Sie sich Zeit und führen Sie die Unterhaltungen nicht unbedingt im Schlafzimmer. Hier könnte sich Ihr Schatz schnell unter Druck gesetzt fühlen. Bei einem Gespräch am Esstisch oder bei einem guten Glas Wein auf dem Sofa haben Sie die nötige Ruhe, um sich zu öffnen.

Denken Sie daran: Für Ihren Partner ist die BDSM-Szene vermutlich Neuland. Kennt er oder sie sich mit einer Praktik nicht aus oder hegt Bedenken, gehen Sie darauf ein. Bevor ich Sie mit einer weiteren Haben-Sie-Verständnis-Predigt langweile, gebe ich Ihnen ein Beispiel:

Stellen Sie sich vor, Sie besitzen eine dominante, vielleicht sogar sadistische Ader und es erregt sie, Ihren Partner zu fesseln und mit der Gerte zu züchtigen. Ihr Schatz allerdings ist nicht masochistisch veranlagt. Zwar möchte er oder sie sich gern von Ihnen ans Bett binden lassen, doch Schläge sind bei ihm oder ihr ein No-Go. Was nun?

Natürlich könnten Sie Ihren Willen durchsetzen, Ihren Partner ans Bett fesseln und ihn mit der Gerte bearbeiten. Schließlich ist er oder sie Ihnen schutzlos ausgeliefert.

Doch damit gefährden Sie nicht nur Ihre Beziehung, sondern auch das seelische Wohl Ihres Partners. Eine Handlung, die entschieden gegen das SSC-Prinzip geht.

Sie erinnern sich - SSC steht für **S**afe, **S**ane und **C**onsensual.

Also handeln Sie **sicher, vernünftig und im gegenseitigen Einvernehmen**.

Fürchtet sich Ihr Partner vor einer körperlichen Züchtigung, belassen Sie es vorerst dabei, Fessel-Spiele mit ihm oder ihr zu spielen. Verwöhnen Sie Ihren Schatz ruhig, wenn Sie Ihre dominante Rolle ausleben. Fühlt sich Ihr Partner trotz Fesseln sicher und wohl, versuchen Sie es mit einem leichten Klaps auf eine erstmal unempfindlichere Stelle. Dafür eignet sich beispielsweise der Oberschenkel. Protestiert der nunmehr devote Part nicht, dürfen Sie die Intensität steigern oder sich zu einer anderen Stelle vorarbeiten. Achten Sie jedoch genau darauf, ob Ihr Partner die Behandlung wirklich genießt oder nur Ihnen zuliebe schweigt. Merken Sie, dass Letzteres der Fall ist, brechen Sie das Spiel ab. Schließlich muss Sex Spaß machen und die Beteiligten sollen sich nicht dazu überwinden müssen.

Findet Ihr Partner an den Schlägen keinen Gefallen, ersetzen Sie diese beispielsweise durch etwas anderes. Viele Menschen erfahren durch Liebesbisse eine körperliche Stimulation. Andere erregt das Gefühl, an empfindlichen Stellen gestreichelt oder gekitzelt zu werden.

Durch diesen Mittelweg leben Sie Ihre dominante Rolle aus und Ihr Liebster oder Ihre Liebste kann sich Ihnen ohne Bedenken hingeben.

Etwas komplizierter wird es, wenn Ihr Schatz nicht nur einige Praktiken, sondern die vollständige dominante oder devote Rolle ablehnt.

Stellen Sie sich vor, Sie und Ihr Schatz sind beide submissiv und masochistisch veranlagt. Spielen Sie gemeinsam, möchte keiner von Ihnen die dominante Rolle übernehmen, weil diese als nicht erregend empfunden wird. Sie können Ihren Partner nicht dazu zwingen, die Peitsche zu schwingen. Ebenso wenig müssen Sie Ihre Lust zurückstellen.

Überlegen Sie sich, wie Sie die Situation ändern, damit Sie beide Ihr Liebesspiel genießen können.

Ein ähnliches Problem hatte Mandy von unserem BDSM-Stammtisch. Mandy und ihr Freund Sebastian sind beide Switcher, bevorzugen aber beide die Rolle des Subs. Manchmal findet sich die Rollenverteilung im Bett ganz von selbst, doch manchmal können sich die beiden nicht einigen, wer - um es bildlich auszudrücken - oben liegt.

Eine lange Diskussion vor dem Liebesspiel zerstört natürlich die Stimmung. Also haben die Zwei sich eine einfache Lösung einfallen lassen. Da Mandy in ihrer devoten Rolle tiefer verankert ist, übernimmt Sebastian drei Wochenenden im Monat den dominanten Part. Das vierte Wochenende lässt er sich dann von Mandy dominieren.

Sie verstehen, was ich Ihnen sagen möchte? Seien Sie ruhig kreativ, wenn es darum geht, den Mittelweg-Kompass einzusetzen. Jeder Lösungsvorschlag sollte angehört werden. In einigen Fällen ist sogar die außergewöhnlichste Idee die beste. Wie wäre es beispielsweise, wenn Sie um die dominante Rolle würfeln? Oder wählen Sie ein anderes Spiel, das Ihnen und Ihrem Partner Spaß macht. Gehen Sie nur nicht all zu ernst an die Sache heran. Denn die Rollenverteilung im Bett kann nur zu einem Problem werden, wenn Sie eines daraus machen.

Eine weitere Lösung wäre, einen dritten Part in Ihr Spiel einzubeziehen. Laden Sie eine dominante Frau oder einen dominanten Mann in Ihr Liebesnest ein, der oder dem Sie sich beide unterwerfen. Wünschen Sie oder Ihr Partner auf keinen Fall eine dritte Person in Ihrem gemeinsamen Schlafzimmer, suchen Sie vielleicht entsprechende Etablissements auf. In einem Swinger-Club oder auf sogenannten Play-Partys finden Sie Dominante, die mitunter auch gern mit einem devoten Pärchen spielen.

Ist Ihnen das zu intim, gibt es natürlich noch die Möglichkeit, ein professionelles Domina-Studio aufzusuchen. Hier stehen Ihnen dominante Herren und Damen zur Verfügung, die sich nach Ihren Wünschen richten. In der Regel steht hierbei das Spiel und nicht die sexuelle Handlung im Vordergrund, sodass Eifersucht nicht aufzukommen braucht.

Oder sind Sie vielleicht beide dominant? Wenn Sie Ihrem Partner von Ihrer dominanten Neigung erzählt haben und er bei dem Gedanken sofort den Kopf schüttelt, kann das eine einfache Ursache haben. Möglicherweise ist Ihr Schatz selbst dominant, sodass es ihm oder ihr schwerfällt, sich Ihnen unterzuordnen. Wie bereits erwähnt, bringt es nichts, in diesem Fall frustriert mit dem Halsband zu wedeln, in der Hoffnung, dass der Partner vielleicht doch noch nachgibt. Denken Sie daran: Sie wollen beide Spaß im Bett haben.

Wie bei dem devoten Pärchen auch können Sie sich auf Kompromisse in Form festgelegter Dom-Zeiten festlegen. An einem Wochenende halten Sie die Gerte in der Hand, an dem nächsten Ihr Partner. Funktioniert diese Lösung für Sie beide nicht, könnten Sie sich "einen Sub teilen".

Sie schauen so skeptisch? Keine Sorge, damit meine ich, Sie könnten eine Anzeige schalten, in der Sie gezielt nach einem oder einer Devoten suchen, der oder die sich einem Pärchen unterordnen möchte. In einschlägigen Zeitschriften gibt es immer wieder Annoncen, in denen sich submissive Männer und Frauen für lustvolle Spiele zur Verfügung stellen wollen. Auch im Internet finden Sie dazu entsprechende Seiten.

Ist Ihr Partner also mit dieser Idee einverstanden, schalten Sie beispielsweise folgende Anzeige:

"Junges dominantes Paar (23 und 27 Jahre alt) sucht eine devote Masochistin, die für gelegentliche Treffen und Sessions zu dritt offen ist. Bei Interesse melde dich bitte unter ..."

Aus gelegentlichen Treffen kann sich natürlich auch eine Dauerfreundschaft entwickeln. Möchten Sie keine Single-Frau und keinen Single-Mann in Ihr Schlafzimmer lassen, suchen Sie doch nach einem devoten Pärchen.

Gefunden werden ist natürlich einfacher, als selbst zu suchen. Doch wenn sich auf Ihre Anzeige nicht die gewünschten Spielpartner melden, können Sie mit Ihrem Schatz selbst nach geeigneten Annoncen suchen. Nutzen Sie einen ruhigen Abend und durchforsten Sie beispielsweise das Internet. Lesen Sie sich die Anzeigen genau durch und klären Sie mit Ihrem Partner, was Ihnen wichtig ist. Wen auch immer Sie sich in Ihr

Bett oder auf Ihre Spielwiese holen, soll Ihnen schließlich beiden gefallen.

Dauert Ihnen die Suche im Netz zu lang, halten Sie ebenfalls in Swingerclubs oder auf Play-Partys nach dem passenden Objekt der Begierde Ausschau.

Denken Sie aber an Folgendes: Neigen Sie oder Ihr Schatz schnell zur Eifersucht, ist es nicht ratsam, einen dritten Part in Ihre Beziehung zu involvieren.

Halten Sie sich bei jeder Meinungsverschiedenheit in Sachen BDSM den Mittelweg-Kompass vor Augen. Zeigt der Pfeil mal ein wenig mehr nach rechts oder links ist das natürlich kein Problem. Doch zu einem Dauerzustand sollte es nicht werden.

Findet sich bei einem Problem jedoch partout kein Mittelweg, hilft es nichts, den Kompass zu schütteln und zu drehen. Hier klären Sie für sich selbst die Frage, ob Sie um jeden Preis Ihren Willen durchsetzen wollen oder eben nicht. Kommen Sie zu dem Entschluss, dass Sie in einem Punkt nicht nachgeben wollen oder können, erklären Sie Ihrem Partner Ihre Beweggründe. Andersherum verlangt es natürlich die Fairness, dass Sie sich auch die Argumente Ihres Partners anhören, wenn er auf seinem Standpunkt verharrt.

Sie fragen sich, welches Problem im BDSM-Bereich so schwerwiegend sein könnte, dass die Beziehung ins Wanken gerät? Nun stellen Sie sich vor, Sie erklären Ihrem Schatz Ihre dominante oder devote Ader und erhalten eine abweisende Reaktion. Trotz aller Bitten und Überredungsversuche hat Ihr Partner Vorurteile, kann mit BDSM nichts anfangen oder ist eingefleischter Vanilla. Können Sie mit der Missionarsstellung und Blümchensex im Gegenzug gar nichts anfangen, tendiert der Mittelweg-Kompass deutlich auf die eine oder andere Seite.

Es liegt nun an Ihnen zu entscheiden, welche Stellung des Pfeils Sie mit sich vereinbaren können:

Zeigt der Mittelweg-Kompass auf die Partner-Seite:

Befindet sich der imaginäre Pfeil auf der Seite Ihres Partners symbolisiert dies die Vanilla-Beziehung. Ihr Schatz kann oder will sich mit Ihrer BDSM-Neigung nicht anfreunden, sodass auch gelegentliche SM-Spiele nicht infrage kommen. Das muss für Sie natürlich keinen Trennungsgrund darstellen. Überlegen Sie, wie stark Ihre Vorliebe und der Wunsch nach deren Verwirklichung sind.

Kommen Sie zu dem Ergebnis, dass Sie Ihre BDSM-Neigung zurückstellen können, ohne dass Ihnen ein Stück Lebensqualität verloren geht, können Sie Ihrem Schatz zuliebe eine Vanilla-Beziehung führen. Es ist jedoch wichtig, dass Sie sich mit Ihrer Entscheidung wohl fühlen. Brechen Sie sie also nicht übers Knie, sondern denken Sie in aller Ruhe darüber nach. Bitten Sie Ihren Partner auch, Ihnen die nötige Bedenkzeit zu geben. Drängt Sie Ihr Liebster oder Ihre Liebste in ein Leben ohne BDSM, könnte Ihnen diese Komponente irgendwann fehlen, wenn Sie nicht voll und ganz hinter dieser Entscheidung stehen.

Glauben Sie mir, weder Sie noch Ihr Partner sind glücklich, wenn Sie sich "opfern" und eine oder ein Vanilla-wider-Willen werden.

<u>Übrigens</u>:

Führen Sie mit Ihrem Partner dieses Beziehungsgespräch, kommt eventuell die Frage auf, was eigentlich "Vanilla" bedeutet. Damit Sie nicht während der Unterhaltung den Duden wälzen müssen, gibt es hier eine kurze Begriffserklärung:

Vanilla oder auch Vanilla-Sex stammt vom englischen "vanille" und bedeutet "ohne Schnickschnack". Im BDSM-Bereich bezeichnet der Begriff - bei hetero- und homosexuellen Paaren - die Sexualpraktiken, die nichts mit Sadomaso oder Fetischismus zu tun haben.

Eine Theorie besagt, der Begriff "Vanilla" wurde gewählt, da die Mehrheit der Bevölkerung Vanille-Eis bevorzugt. Da die meisten Menschen "normale" Sexpraktiken vorziehen, sind sie eben Vanillas. Finden Sie diese Metapher nicht auch irgendwie niedlich?

Zeigt der Mittelweg-Kompass auf Ihre Seite:

Deutet der Pfeil Ihres persönlichen Mittelweg-Kompasses auf Ihre Seite, symbolisiert dies Ihre BDSM-Leidenschaft. Ist Ihre Neigung so stark, dass Sie diese nicht aufgeben wollen oder können, müssen Sie das auch nicht. Nicht einmal Ihr Partner besitzt das Recht, von Ihnen die Verleugnung eines wichtigen Wesenszuges zu verlangen.

Erklären Sie Ihrem Schatz, warum Sie Ihre Leidenschaft nicht aufgeben wollen. Gehört die Dominanz oder die Devotion zu Ihrem Wesen, können Sie die Vorliebe nicht ausschalten wie eine Glühlampe. Bei einigen Menschen wirkt sich die sexuelle Leidenschaft sogar auf den Alltag aus. Das kann durch einen bestimmten Charakterzug oder spezielle Verhaltensweisen der Fall sein. Merken Sie, dass Sie zu diesen Personen gehören, versuchen Sie nicht verzweifelt, sich für Ihren Partner zu ändern.

Es gibt verschiedene Möglichkeiten mit dieser Situation umzu-gehen. Kann Ihr Liebster oder Ihre Liebste mit Ihrer Neigung absolut nichts anfangen, besteht für Sie die Option, Ihre Nei-gung allein auszuleben. Besprechen Sie mit Ihrem Partner, ob er oder sie beispielsweise Besuche in entsprechenden Clubs oder Studios toleriert. Stellen Sie dabei klar, dass Sie nicht vor-haben, Ihren Partner zu betrügen. Besuchen Sie als devoter Part eine Domina, unterstellt Ihnen Ihr Schatz unter Umstän-den diese Absicht.

Auch wenn Sie diese Unterstellung kränkt, reagieren Sie nicht mit Sturheit oder Aggression. Denken Sie daran, dass die Situation für Ihren Partner auch nicht leicht ist. Schließlich haben Sie ein Bedürfnis, das Ihr Lebensgefährte nicht befriedi-gen kann. Somit wirkt die eigene Sexualität in seinen oder ihren Augen eventuell langweilig und die Angst besteht, dass Sie sich nach "etwas Interessanterem" umsehen. Wichtig ist, dass Sie sich mit Ihrem Partner die nötige Vertrauensbasis schaffen. Existiert diese emotionale Sicherheit, verursacht der Besuch in einem professionellen Studio weniger oder im Ideal-fall gar keine Ängste.

Es gibt auch Paare, die aufgrund unterschiedlicher sexueller Vorlieben eine offene Beziehung führen. Die eben erwähnte Vertrauensbasis spielt hierbei eine überaus relevante Rolle. Schließlich suchen Sie sich in einer offenen Beziehung andere Sexualpartner, die in die Zweisamkeit der normalen Beziehung eindringen. Hierbei existieren wiederum Unterschiede zwischen One-Night-Stands und Dauerbeziehungen.

Damit Ihre Partnerschaft nicht darunter leidet, steht das gegenseitige Einvernehmen im Mittelpunkt. Reden Sie klar und offen über Ihren Wunsch, eine offene Beziehung zu führen, um Ihre Bedürfnisse zu stillen. Bemerken Sie bei Ihrem Partner oder sich selbst emotionale Schwierigkeiten mit der Situation, klären Sie diese miteinander und schließen Sie eine offene Beziehung gegebenenfalls aus.

Sie werden mittlerweile gemerkt haben, dass ich sehr oft klärende Gespräche und offene Unterhaltungen erwähne. Warum das so ist? Ganz einfach: Eine gute Beziehung gründet sich auf Ehrlichkeit und Vertrauen. Sie müssen natürlich nicht all Ihre Geheimnisse miteinander teilen, doch grundlegende Dinge dürfen nicht verheimlicht werden.

Spielen Sie mit dem Gedanken, eine Domina oder einen einschlägigen Club ohne das Wissen Ihres Partners zu besuchen, stellen Sie sich den gegensätzlichen Fall vor. Wie würden Sie sich fühlen, wenn Ihr Mann oder Ihre Frau hinter Ihrem Rücken solche Etablissements aufsucht? Ja, ich sehe, Sie verstehen, was ich meine. Die Komponente der Heimlichkeit gibt diesen Besuchen eine bittere Note. Auch wenn es sich hierbei noch immer nicht um Fremdgehen handelt, grenzt es doch gefährlich nah an dieses Beziehungs-No-Go.

Dann gibt es natürlich noch das Szenario, das sich keiner von uns gern vorstellt: Ihr Partner stört sich nicht daran, dass Sie Ihre Leidenschaft mit ihm oder ihr ausleben wollen, sondern an Ihrer Leidenschaft an sich. In diesem Fall möchte Ihr Schatz

Ihre Neigung möglicherweise unterbinden. Vielleicht droht er oder sie sogar mit der Trennung.

Hier müssen Sie überlegen, ob Sie sich wirklich auf diese Weise einschränken lassen wollen.

Kann Ihr Partner Sie nicht akzeptieren, wie Sie sind, stellt sich die Frage, ob es wirklich der oder die Richtige für Sie ist. Sie finden, dass diese Phrase abgedroschen klingt? Da haben Sie recht, doch was wahr ist, ist nun einmal wahr.

Lassen Sie sich von Ihrem Schatz erklären, warum er oder sie so vehement gegen Ihre Neigung ist. In einigen Fällen liegen schwerwiegende Ursachen wie beispielsweise Phobien oder psychologische Traumata vor. Fragen Sie Ihren Liebsten oder Ihre Liebste, ob er oder sie vielleicht Gewalt in der Kindheit erleben musste. Lehnt Ihr Partner Ihre Neigung aus diesen oder ähnlichen Gründen ab, lohnt es sich, über eine gemeinsame Therapie nachzudenken. Orientieren Sie sich hierbei an den Wünschen Ihres Partners und bedrängen Sie ihn nach Möglichkeit nicht. Zwar ist es schwer, die eigenen Bedürfnisse vorerst zurückzustellen, doch Sie wollen die seelische Gesundheit Ihres Schatzes nicht gefährden. Kann auch eine Therapie die Ängste Ihres Lebensgefährten nicht zerstreuen - und Sie können Ihre Leidenschaft nicht verleugnen - denken Sie einmal über getrennte Wege nach. Auch wenn es schwer ist, sollte der oberste Grundsatz einer Beziehung sein, dass beide darin glücklich sind.

Kommen wir zu einem kurzen Zwischenresümee:

Gibt es innerhalb der Partnerschaft eine Meinungsverschieden-heit, was Ihrer beider Sexualität angeht, gilt Folgendes:

- Versuchen Sie, einen Mittelweg zu finden.
- Denken Sie über Alternativen im Liebesspiel nach.
- Beziehen Sie andere in Ihr Liebesspiel ein, wenn Sie beide damit einverstanden sind.
- Überlegen Sie, wie wichtig Ihnen Ihre Vorliebe ist.
- Gehen Sie nur die Kompromisse ein, mit denen beide Part-ner glücklich sind.

Ein Nein wird kein Ja: Wie finde ich den richtigen Partner?

Manchmal kann aber auch nur Intoleranz der Grund für die Ablehnung sein. Ihr Partner versteht Ihre Neigung nicht und kann sie daher nicht akzeptieren. Will er Sie dazu zwingen, Ihre sexuelle Vorliebe abzulegen, habe ich einen wichtigen Rat für Sie: Lassen Sie das nicht zu! Vielleicht bezeichnet Ihr Partner Ihre Leidenschaft als abnormal oder sogar pervers. Der Grund dafür muss nicht einmal Bosheit sein. Viele Menschen vertreten aus Unwissenheit diese Meinung. Das ist natürlich keine Entschuldigung. Denn wie heißt es so schön - Unwissenheit schützt vor Strafe nicht. Und hier reden wir nicht von einer sinnlichen Strafe aus dem BDSM-Bereich, sondern vor einer knallharten Konsequenz. Ziehen Sie einen Schlussstrich, wenn Sie sich aus Intoleranz von Ihrem Partner eingeengt fühlen.

Vergessen Sie eines nicht: Sie waren mutig genug, sich Ihre besondere Form der Sexualität einzugestehen und Ihren Partner darüber in Kenntnis zu setzen. Also sind Sie auch mutig genug, Ihren Weg allein zu gehen, fällt eine Trennung auch schwer. Hören Sie genau in sich hinein und überlegen Sie, was das Beste für Sie ist. Schließlich und endlich müssen nämlich Sie mit Ihrem Leben zufrieden sein und kein anderer.

Haben Sie sich für eine Trennung entschieden, folgt natürlich früher oder später die Frage: Wie finden Sie einen neuen Partner?

Bevor wir diese Frage klären, hier ein kleiner Tipp: Lassen Sie sich mit der Suche ruhig Zeit. Ich weiß, niemand ist gern Single und die Zeit nach einer Trennung ist alles andere als ein Zuckerschlecken. Trotzdem erhält zunächst das Festlegen Ihrer Prioritäten eine große Relevanz. Sie runzeln die Stirn, ich sehe schon. Doch ich meine lediglich, dass Sie Ihre Bedürfnisse definieren sollten. Finden Sie sich selbst.

Gut, ich gebe zu, das klingt abgedroschen - doch es geht darum, dass Sie Ihre Vorstellungen von dem perfekten Partner definieren. Hier spielt weniger die äußere Erscheinung als die sexuelle Orientierung eine Rolle. Natürlich springt in vielen Beziehungen der Funke über, ohne dass die Vorlieben besprochen wurden. Gegen die Liebe auf den ersten oder zweiten Blick ist auch gar nichts einzuwenden.

Lässt sich Amor jedoch Zeit, überlegen Sie, welche Art Beziehung Sie sich vorstellen. Kommen Sie gerade aus einer BDSM/Vanilla-Beziehung, die aufgrund der unterschiedlichen Leidenschaften gescheitert ist, denken Sie darüber nach, ob Sie bereit sind, einen neuen Versuch zu wagen. Oder wollen Sie direkt nach einem Partner aus der BDSM-Szene suchen? Soll er Ihre devote oder dominante Neigung teilen? Oder möchten Sie einen ergänzenden Part für Ihre Leidenschaft? Im Grunde bleiben Ihnen für die Partnerwahl vier Optionen:

Option 1 - Geteiltes Leid ist halbes Leid

... oder im Fall einer devoten Neigung beider Partner gleich doppeltes Leid, das in Genuss umschlägt. Sind Sie submissiv veranlagt, können Sie sich einen ebenfalls devoten Partner suchen. Sie teilen Ihre Vorliebe und tauschen sich darüber aus.

In vielerlei Hinsicht birgt die Sub-Sub-Beziehung Vorteile, sofern beide Partner eine ausgeglichene und spannungsfreie Beziehung wünschen. Natürlich bedeutet submissiv nicht gleich unterwürfig. Viele im Schlafzimmer devote Menschen üben im Beruf eine Führungsposition aus und sind gestandene Persönlichkeiten. Doch in der Regel existiert in einer Sub-Sub-Beziehung ein kleineres Spannungsfeld, da keiner der beiden Partner seinen Willen um jeden Preis durchsetzen will.

Besteht der Wunsch nach einem sadomasochistischen Spiel, besuchen Sie mit Ihrem Schatz einen entsprechenden Club oder ein Etablissement. Ebenso gibt es die Möglichkeit, einen dominanten Spielpartner in die gemeinsame Intimsphäre zu lassen. Sie geben sich beide dem Machtgefälle des dominanten Dritten hin, ohne die eingenommene submissive Rolle mit in den Alltag zu nehmen.

Sie schütteln verständnislos den Kopf, weil Sie dominant sind und sich auch einen dominanten Partner wünschen? Dann gilt für Sie ...

Option 2 - Hart, aber herzlich

In der Dom-Dom-Beziehung besitzen beide Partner eine dominante oder sadistische Neigung. Es gibt Menschen, denen der Umgang mit einem "schwächeren" Partner schwerfällt. Das heißt selbstredend nicht, dass der submissive Part grundsätzlich nachgibt. Jedoch gibt es häufiger Fälle, in denen sich das BDSM-Spiel bis in den Alltag zieht.

Sucht sich eine Domina einen Dom oder andersherum besteht keine Gefahr, dass einer den anderen beherrscht. Um Ihre

Bedürfnisse zu befriedigen, suchen Sie sich einen devoten Dritten oder ein submissives Pärchen. Wie Sie schon wissen, werden Sie auch in Swinger-Clubs und auf Play-Partys fündig.

Option 3 - Gegensätze ziehen sich an

... oder doch besser aus? Die weitaus häufigste Variante einer BDSM-Beziehung besteht in einer Dom-Sub-Partnerschaft. Das heißt, einer der Partner besitzt eine dominante Neigung und den Drang zum Beherrschen. Dagegen ordnet sich der devote Partner unter.

Neben der knisternden Spannung der gegensätzlichen Vorlieben haben Sie bei dieser Art Beziehung immer einen Spielpartner zur Hand. Sie benötigen keinen dritten Part - was nicht heißen soll, dass Sie sich nicht umsehen dürfen, sofern ein beiderseitiges Einverständnis herrscht. Um die Beziehung zu würzen, ist alles erlaubt, was beiden Spaß macht. Vergessen Sie das nicht!

In der Dom-Sub-Beziehung begleiten die erotischen Spiele Sie und Ihren Schatz mitunter in den Alltag. Schließlich brauchen Sie für die Umsetzung Ihrer Fantasie ausschließlich die entsprechende Zeit und Ihren Liebsten oder Ihre Liebste. Somit sind spontane Rollen- oder Fesselspiele in diesen Partnerschaften keine Seltenheit.

Jedoch gibt es hierbei etwas Wichtiges zu beachten:

Sind Sie der dominante Part, passen Sie auf, dass Sie Ihren Partner nicht auch im alltäglichen Leben beherrschen. Innerhalb eines Spiels ist Ihre Dominanz erlaubt und erwünscht.

Endet das Spiel, besitzt Ihr devoter Schatz dasselbe Mitspracherecht wie auch Sie.

Sind Sie submissiv, lassen Sie sich nicht von Ihrem dominanten Lebensgefährten in jeder Hinsicht beherrschen. Sie wissen ja selbst, dass Ihre Neigung sich hauptsächlich auf das Schlafzimmer beschränkt.

Aber:

Die dominant-devote-Rollenverteilung sollte nicht Ihren Alltag bestimmen, sofern Sie und Ihr Liebling sich nicht für eine 24/7-Beziehung entschieden haben. Oftmals gibt es bei den vielen BDSM-Begriffen Unsicherheiten. Daher erkläre ich Ihnen kurz, worum es sich bei einer 24/7-Beziehung handelt.

24/7 - oder auch twentyfourseven - symbolisiert die ständige Verfügbarkeit einer Dienstleistung.

Das bedeutet, die Abkürzung steht im BDSM-Bereich für eine Dom-Sub-Partnerschaft, die das soziale und sexuelle Leben betrifft. Der submissive Part ordnet sich 24 Stunden am Tag und sieben Tage die Woche seinem dominanten Gegenstück vollständig oder überwiegend unter.

Option 4 - Wo die Liebe hinfällt

Natürlich müssen Sie sich nicht auf eine spezielle Partnerschaft festlegen, sondern geben sich dem Grundsatz "Wo die Liebe hinfällt" hin. Landen Sie in den Armen eines Vanillas, wissen Sie ja bereits, wie Sie Ihrem neuen Schatz Ihre Neigung erklären.

Die Vanilla-BDSM-Beziehung kann für beide Partner Vorteile bergen. Während Sie sich und Ihre Bedürfnisse beispielsweise außer Haus ausleben - natürlich mit dem Wissen Ihres Partners - können Sie daheim vollständig "abschalten". Es gibt zahlreiche BDSMler, die im Alltag eine ganz normale Beziehung wünschen. Und mit wem geht das besser als mit einem Vanilla?

Aber natürlich kennen Sie auch die Schwierigkeiten, die diese Partnerschaft mit sich bringen kann. Daher überlegen Sie sich, ob Sie die Unterschiede in der sexuellen Orientierung in Kauf nehmen können und wollen.

Kommen Sie zu dem Ergebnis, dass Sie einen Partner aus der BDSM-Szene wollen, stellt sich die Frage: Wie und wo finden Sie Ihren perfekten Dom oder Sub?

Wie finde ich den richtigen Partner? Diese Frage stellen sich selbstverständlich nicht ausschließlich BDSM-Liebhaber. Jedoch erweist sich die Suche in diesem besonderen Bereich der Liebe als schwieriger, da einfach das "Angebot" geringer ist. Die Zahlen der BDSM-affinen Bevölkerung schwanken innerhalb der verschiedenen Studien. Von drei Prozent bis hin zu 31 Prozent der Befragten meinten, sie stehen dem Thema BDSM offen gegenüber. Aber einer Sache - wie eben Sadomaso - offen gegenüberzustehen, ist noch einmal etwas anderes, als diese auch auszuleben. Sie können sich also vorstellen, dass es schwierig ist, auf Anhieb den idealen Partner für Ihre Neigung zu finden.

Wollen Sie aktiv nach Ihrem perfekten Gegenstück suchen, gibt es zahlreiche Möglichkeiten:

54

- Schalten Sie eine Anzeige in Zeitungen und Zeitschriften.
- Besuchen Sie entsprechende Chats im Internet.
- Gehen Sie in einschlägige Clubs und Bars.
- Suchen Sie sich einen BDSM-Stammtisch.
- Besuchen Sie Fetisch- oder Play-Partys.

Wenn Sie sich dafür entscheiden, eine Annonce in einer Zeitschrift oder der Zeitung zu schalten, achten Sie auf die Wahl der richtigen Zeitschrift. Mit einem Blatt wie den regelmäßig erscheinenden "Schlagzeilen" haben Sie mehr Erfolg als in der Mitteldeutschen Zeitung.

Sie verstehen, was ich meine? Es kommt auf das Medium an, welches Sie zu Ihrem Zweck nutzen. Die Schlagzeilen lesen Menschen, die an BDSM interessiert sind und es auch ausleben.

Natürlich abbonieren bestimmt auch BDSMler die Mitteldeutsche Zeitung - aber der Prozentsatz und damit Ihre Chance auf einen Treffer sind nicht annähernd so hoch.

Nachdem Sie sich für ein Medium entschieden haben, formulieren Sie Ihre Anzeige. In der Regel zahlen Sie hierbei für jeden Buchstaben, daher lohnt es sich, sich möglichst kurzzufassen. Allerdings tun Sie sich mit einem Text wie:

"Dom sucht geile Sub.",

keinen Gefallen. Hier flattern Ihnen unter Umständen zahlreiche Zuschriften ins Haus - allerdings ist es fraglich, ob auch die richtige darunter ist. Denn Ihre Vorstellungen haben Sie mit diesen vier Wörtern nicht definiert. Wie alt soll der submissive

Part sein? Auf welchen Typ Mann oder Frau stehen Sie? Welche Eigenschaften würden Sie sich von Ihrem zukünftigen Schatz wünschen? Schreiben Sie Ihre E-Mail-Adresse oder Ihre Handynummer unter die Anzeige, können die Interessierten Sie natürlich persönlich danach fragen. Aber in vielen Fällen suchen sich die geneigten Leser doch lieber eine aussagekräftigere Anzeige.

Zudem beschreibt der Beispieltext nicht, wer sich hinter dem Suchenden versteckt. Wie alt sind Sie? Sind Sie ein Mann oder eine Frau? Ja, ich sehe, dass Sie verstehen, was ich Ihnen sagen will. Also wie würden Sie Ihre Anzeige kurz und knackig, aber trotzdem aussagekräftig formulieren?

Vielleicht:

"Dominanter Sadist (52) sucht blondes Fickstück (bis 30J., schlk,)",

oder für die submissiven Suchenden:

"Devote Maso-Sklavin (40, brünett, mit Brille, kurvig) sucht einfühlsamen Dom (bis 50J, gern kräftiger)".

Sie müssen nicht alle Angaben zu Ihrer Person machen, jedoch sollte der Leser wissen, auf wen er sich einlässt, wenn er auf Ihre Anzeige antwortet. Geben Sie Ihre Vorstellungen von Ihrem zukünftigen Partner so umfassend an, wie Sie können. Je besser Sie Ihre Bedürfnisse definieren, desto schneller finden Sie Ihr passendes Gegenstück. Doch denken Sie daran, dass Mr. oder Mrs. Right Zeit braucht, um Ihre Annonce erst einmal zu finden, zu lesen und den Mut zu fassen, darauf zu antworten. Erwarten Sie also am besten nicht bereits am nächsten Tag das Anschreiben von Ihrem Traummann oder Ihrer Traumfrau.

Werden Sie trotzdem bereits nach wenigen Tagen ungeduldig, sehen Sie sich doch einfach an den BDSM-Stammtischen in Ihrer Nähe um. Im Internet finden Sie die entsprechenden Lokalitäten in Ihrer Region. Scheuen Sie sich nicht, einen Stammtisch zu besuchen, um dort Kontakte zu knüpfen. In der BDSM-Szene sind die meisten Leute aufgeschlossen und helfen den "Neuen" auch gern weiter. Sie müssen sich also nicht von finsteren Blicken dominanter Mitglieder einschüchtern lassen. Denken Sie daran, dass im Sadomaso auch der Schein eine wichtige Rolle spielt und viele Dominante und Devote auch gern eine kleine Show veranstalten, um sich in Szene zu setzen. Kommen Sie als neuer Gast zu einem Stammtisch, bilden Sie dafür das ideale Publikum.

Vergessen Sie jedoch nicht: Auch BDSMler sind Menschen. Das heißt, dass niemand von Ihnen oder den anderen Mitgliedern verlangt, in der Rolle zu bleiben und diese auch konsequent durchzuführen. Sie dürfen sich ruhig so benehmen, wie es Ihrem Wesen entspricht.

Bei dem ersten Besuch an einem solchen Stammtisch ist jeder Neuling nervös - und muss damit rechnen, von den "alten Hasen" ein wenig getestet zu werden.

Ich habe Ihnen bereits häufiger von unserem BDSM-Stammtisch erzählt, an dem auch ich einmal als die Neue angekommen bin. Ich hatte mich im Vorfeld im Netz auf ein paar Websites informiert und mir aus meinem Kleiderschrank einen entsprechenden Subbei-Dresscode herausgesucht. Kaum dass ich mit Korsage und Halsband in die entsprechende Bar gestöckelt kam, erwarteten mich am Stammtisch die alteingesessenen BDSMler mit großen Augen. Denn - wie ich heute weiß und Ihnen somit erklären kann - gibt es durchaus Stammtische, die keinen Wert auf einen bestimmten Dresscode legen und deren Mitglieder sich folglich leger kleiden. Die Neigungen der einzelnen Personen bekommen Laien in der Regel nicht mit. Nur wer sich in der Szene auskennt, merkt an kleinen Gesten oder Äußerungen, welcher der Anwesenden dominant und wer devot veranlagt ist.

Eine spezielle Kleiderordnung existiert jedoch in bestimmten Etablissements, die ebenfalls wöchentliche oder monatliche Stammtische anbieten. Informieren Sie sich im Internet, was genau auf die Lokalitäten in Ihrer Region zutrifft.

Ich sprach vorhin davon, dass man als Neuling das ideale Publikum für die Rollendarstellung in der BDSM-Szene abgibt. Mir erging es damals nicht anders. Ich beobachtete die anderen Mitglieder des Stammtisches und wurde auf ein Pärchen aufmerksam, das sich nach meinem damaligen Dafürhalten wie das typische BDSM-Paar benahm. Thomas gab den strengen Dominus und Carolin die brave Sub, die artig die Augen niederschlug und ihren Partner sogar danach fragte, ob sie einen Schluck aus ihrem Glas trinken durfte. Als ich sie fragte, ob der Verhaltenskodex üblich sei, unterbrach mich Thomas.

"*Wer hat dir erlaubt, das Wort an meine Sub zu richten?*", hatte er mit einem düsteren Blick gefragt, der mich beinahe dazu veranlasst hätte, hastig die Flucht zu ergreifen. Doch nachdem ich verlegen eine Antwort gestammelt hatte, konnte sich Carolin nicht mehr halten und war in lautes Gelächter ausgebrochen. Sie können sich vorstellen, dass mir die Überraschung ins Gesicht geschrieben stand. Die beiden hatten mir später erzählt, dass sie diese kleine Show häufiger aufführten, es jedoch wirklich nichts anderes, als ein Schauspiel war. In der Realität beschränkt sich die Dom-Sub-Beziehung der beiden auf ihre Intimsphäre - und wenn Sie mich fragen, ist es sogar Carolin, die im realen Leben die Hosen anhat.

Warum die beiden sich diesen Spaß mit mir erlaubt haben? Um mir zu zeigen, dass man BDSM nicht zu ernst nehmen darf. Sadomasochismus ist keine Wissenschaft, sondern eine besondere Art von sexueller Leidenschaft. Und wie ich bereits häufiger wiederholt habe: Vor allem geht es darum, dass alle Beteiligten ihren Spaß haben.

Demnach handelt es sich bei einem BDSM-Stammtisch auch nicht um eine wissenschaftliche Aufbereitung des Themas. Natürlich spielen SM, Bondage und die verwendeten Spielzeuge eine große Rolle in den Gesprächen. Aber viele der Mitglieder kennen sich seit Jahren, sodass auch ab und an ganz normale Themen den Abend bestimmen. Kommen Sie zum ersten Mal an einen Stammtisch, wundern Sie sich also nicht, wenn es statt um Peitschen und Schlag-Techniken plötzlich um den letzten Familienurlaub geht.

Das Fazit für die Besuche am Stammtisch lautet demnach:

Sie können ebenfalls Ihre Rolle spielen, wenn Sie innerhalb eines bestimmten Rahmens bleiben. Sind Sie devot, tragen Sie ruhig Ihr Lieblingshalsband oder den Ring der O, wenn es Ihnen gefällt. Haben Sie Accessoires, die Sie als den dominanten Part auszeichnen, zeigen Sie diese ebenfalls an den BDSM-Stammtischen vor. Doch ansonsten benehmen Sie sich am besten wie Sie selbst. Verstellen Sie sich, wird früher oder später eines der Stammtisch-Mitglieder darauf aufmerksam - und Sie stehen möglicherweise in einem schlechten Licht da.

Daher halten Sie sich besser an den Grundsatz: Ehrlichkeit währt am längsten!

Ich sehe schon - Sie blättern ungeduldig durch die Seiten und fragen sich, ob ich nicht etwas Wichtiges vergessen habe. Schließlich gab es bei den Optionen, einen Partner zu finden, noch drei weitere Möglichkeiten, die ich an dieser Stelle nicht angesprochen habe.

Allerdings handelt es sich dabei um weite Felder, die auch eine Quasselstrippe wie ich nicht in einen Absatz eingebunden bekommt. Daher widmen wir uns auch gleich dem nächsten Kapitel.

Teil II

Partnersuche online:

Doms und Subs aus dem Netz in das Netz

Partner-Angeln mit dem richtigen Köder

Ich stehe gerade mit Anglerhut und Köderbox vor Ihnen, - Sie fragen sich jetzt sicher, was das mit BDSM zu hat und was das soll? Ganz einfach, weil ich Ihnen eine simple Metaphorik nahe bringen möchte: Das Netz kann Ihnen helfen, sich den richtigen dominanten oder devoten Partner zu angeln. Doch dafür müssen Sie zum einen in den geeigneten Gewässern fischen und zum anderen den passenden Köder auswerfen.

Nein, warten Sie! Gehen Sie nicht weg! Natürlich möchte ich Ihnen nicht mit langatmigem Anglerlatein in den Ohren liegen. Schließlich suchen Sie ja keinen Fisch, sondern den perfekten Partner fürs Bett und im besten Fall fürs Leben.

Auch bei der Suche im World Wide Web steht eines im Vordergrund: Definieren Sie Ihre Bedürfnisse!

Denn Hand aufs Herz die - Liebe auf den ersten Klick werden Sie in der Regel nicht finden. Dafür sind Sie ein viel zu kleiner Fisch in diesem riesigen Teich. Kommen Sie mit, ich zeige Ihnen, was ich meine!

Sehen wir uns doch erstmal die Auswahl der verschiedenen Flirt-, Dating- und Partnerseiten an. Geben Sie in der Suchmaske Ihres Computer den entsprechenden Begriff ein, öffnen sich innerhalb von Sekunden gefühlte 50 Seiten voller Links, die in Chatrooms aller Preisklassen führen. Neben den kostenfreien Flirtchats gibt es Partnerbörsen, die von ihren Mitgliedern einen monatlichen oder jährlichen Betrag einfordern. Diese Gebühr gewährleistet Ihnen eine relative Sicherheit, was die potenziellen Partner anbelangt. Suchen Sie eine konventionelle Website, klicken Sie beispielsweise die Singlebörse "Elite-Partner - Singles und Akademiker mit Niveau" an. Alles gut und schön, aber ob Sie hier auch den BDSMler mit Niveau finden, erfahren Sie erst nach dem Ausfüllen des persönlichen Fragebogens und einer längeren Wartezeit.

Wenden wir uns daher zuerst den öffentlichen Chats zu. Nur nicht so schüchtern - stürzen wir uns ins Getümmel! Unter den kostenfreien Vertretern der Flirtchats zeigt sich beispielsweise die Seite lablue.de als schnelle und simple Variante. Wie Sie sehen, ist die Anmeldung schnell getan und siehe da - schon werden wir gebeten, unser Profil auszufüllen.

Nun werde ich Ihnen zeigen, was ich im Vorfeld mit dem Auswerfen des richtigen Köders meinte.

Köder Nummer eins

... in einem Online-Portal ist immer der Nickname. Unter welchem Pseudonym wollen Sie auf die Jagd nach Ihrem Traumpartner gehen?

Sabine32 und *Karl1973* klingen zwar nett und unverfänglich, sagen aber auch nichts aus.

Daher definieren Sie klar für sich selbst, wen Sie mit Ihrem User-Namen erreichen wollen. Träumen Sie von dem galanten Gentle-Dom mit herausragendem Charme und guten Manieren, sollten Sie sich nicht unbedingt *Fickstute_Immergeil* nennen. Und auch bei den dominanten Damen kommt der Nick *Langer-Hengstschwanz* nicht immer gut an. Nutzen Sie einen User-Namen aus dieser Sparte, bekommen Sie im besten Fall zahlreiche Angebote zu Cyber-Sex oder ein reales Betthupferl. Aber dafür brauchen Sie meine Hilfe nicht.

Überlegen Sie also sachlich und strukturiert, wen und was Sie suchen. Daraus leiten Sie Ihren Nickname ab. Lassen Sie sich gern fesseln, probieren Sie es doch mit *Fesselmaus* oder *Bondage-Liebhaber*. Als dominanter Gegenpart meldet sich eventuell *Dom-Kettenkünstler* oder *LadyBondage* - und schon wissen Sie, dass Sie auf einer Wellenlänge schwimmen. Alternativ gibt es für den schmerzgeilen Sub *MasoSlave* die *Herrin-Sado* und für die tabulose *Versaute_Sie* den *Max-Dreckig*.

Um es mit einem Negativ-Beispiel zu verdeutlichen: Wenn Sie keine masochistische Veranlagung verspüren, lassen Sie am besten die Finger von Usern mit den Nicks *Sadist_Extrem* oder *Miss-Agonie*. Verstehen Sie, was ich meine?

Gehen Sie einfach nach diesem Was-will-ich-Was-will-ich-nicht-Prinzip vor, dann haben Sie die erste Hürde bereits gemeistert.

Und noch etwas Wichtiges am Rande: Fantasievolle Kreationen sind bei der Namensgebung nicht nur erlaubt, sondern sogar erwünscht. Aber achten Sie darauf, dass Sie auch das zum Ausdruck bringen, was Sie tatsächlich meinen. Sonst finden Sie sich schnell in mehr oder minder peinlichen Situationen wieder.

Da kann ich Ihnen die Geschichte meiner Freundin Lydia erzählen. Lydia besitzt arabische Wurzeln und ist eine grandiose Köchin. Mit der BDSM-Szene hat sie rein gar nichts am Hut und über Sex im Allgemeinen spricht sie nur mit schamroten Bäckchen. Kurz und gut - bei ihr steckt die Schüchternheit einfach im Charakter. Auf jeden Fall sucht sie seit längerer Zeit einen passenden Deckel für ihren sprichwörtlichen Topf. Wie ich Ihnen bereits erzählt habe, ist sie eine fantastische Köchin und diese Besonderheit wollte sie in ihrem Nickname ausdrücken. Also wählte sie als User-Namen in einem Online-Portal einen arabischen Bohneneintopf namens *Lubia*. Nur leider machte das Programm in der Hitze des Gefechts aus dem u ganz schnell ein a, sodass ihr Name in dem besagten Chat nicht *Lubia*, sondern *Labia*, Schamlippe, lautete. Bis sie den Irrtum mitbekam, hatten bereits drei Nutzer angefragt, ob sie nicht mal knabbern oder schlecken dürften. Und da sich Lydia noch immer für den Bohneneintopf hielt, antwortete sie fröhlich mit "Ja".

Für die geneigten Besucher des Chatrooms war das der Grund für eindeutige Angebote. Und nach einer kurzen Aufklärung durch eine gute Freundin - ja, Sie vermuten richtig, es handelt es sich um Ihre charmante Begleitung durch dieses Buch - für Lydia der Grund, den Chatroom postwendend zu verlassen.

Köder Nummer zwei

... beschäftigt sich mit dem schönen Schein. Also widmen wir uns dem zweiten wichtigen Punkt: dem Foto.

Auch bei Bildern greift die Regel: Sie dürfen alles, müssen aber nichts. Natürlich könnten Sie eine Abbildung Ihrer Brüste oder wahlweise Ihres besten Stücks ins Netz einstellen, wenn Sie von dieser Seite Ihres Selbst besonders angetan sind. Ja, ich sehe Ihren ungläubigen Blick. Sie denken dasselbe wie ich, nicht wahr? Wir wollen nicht wirklich herausfinden, wer darauf letztendlich reagiert.

Bei der Mehrzahl der seriösen Flirtchats benötigen Sie ohnehin eine Abbildung Ihres Gesichts, um sich zu registrieren. Oftmals begegnet Ihnen bereits bei der Anmeldung der Vermerk, dass dieses Foto möglichst deutlich zu sein hat. Halten Sie mal still und lächeln Sie in die Kamera ... perfekt. Zudem müssen Sie allein abgebildet sein, um keine Rechte Dritter zu verletzen. Sehr gut, das hätten wir.

Möchten Sie nicht sofort zum Fotoapparat greifen, können Sie auch in das andere Extrem verfallen und das Passbild der letzten Bewerbung aus Ihren Akten herauskramen. Aber bedenken Sie, Sie suchen keinen Job, sondern Ihren Traumpartner. Mit dem traditionellen 0815-Passbild gestaltet sich das schwierig, denn leider zeigen wir darauf alle dasselbe grenzdebile Dauergrinsen. Ein Umstand, der bei den möglichen Betrachtern nicht unbedingt für Faszination sorgt - höchstens dafür, dass zwei von drei Profilbesuchern mit einem gelangweilten Schulterzucken und einem Mausklick das Weite suchen.

Sie sehen, wir brauchen ein privates Foto - vielleicht aus dem Urlaub, vielleicht aus dem heimischen Garten. Praktisch ein Schnappschuss nach dem Motto "Der BDSMler in seiner natürlichen Umgebung". Natürlich finden wir alle unseren Körper wunderschön und es ist verführerisch, auch andere an dieser Perfektion teilhaben zu lassen. Aber denken Sie daran, wir befinden uns im Internet und nicht an der Fleischtheke. Sie schauen so verwundert? Ja, ich weiß, gerade im Bereich BDSM kommt dem einen oder anderen der Ausspruch "Sex sells" in den Sinn. Suchen Sie nach einem schnellen Quickie für zwischendurch, ist das auch richtig - aber wir wollen uns hier schließlich unseren Traumpartner angeln.

Nehmen Sie doch mal Ihr Fotoalbum zur Hand und blättern Sie kurz durch. Halt, halt - nicht zu weit nach hinten! Schließlich sollte das Bild für das Profil so aktuell sein, dass es den derzeitigen Ist-Zustand widerspiegelt. Vielleicht hatten Sie vor zehn Jahren ein bisschen weniger auf der Hüfte oder eine Wallmähne bis zum Hintern und wollen sich so im Internet präsentieren. Doch wenn es heute nicht mehr so ist, fällt das Ihrem Gegenüber spätestens beim ersten Treffen auf und Sie riskieren im schlimmsten Fall eine Abfuhr.

Fazit: Gehen Sie nach dem Prinzip, "Ehrlichkeit währt am längsten", vor. Und das führt uns auch schon zu:

Köder Nummer drei...

... ist das eigentliche Profil mit den persönlichen Angaben, Vorlieben und Abneigungen. Wenn Sie Ihr Profil ausfüllen, denken Sie daran, auch wir BDSMler haben Gefühle und wir mögen es genauso wenig wie andere Menschen, angelogen zu werden. Das beginnt bei den Fakten rund um Ihre Person. Wenn Sie eine zarte, blonde Elfe sind, können Sie sich nicht als dunkelhaariges Rasseweib verkaufen. Es ist verlockend, sich innerhalb eines Mausklicks in einen stattlichen Adonis oder eine verführerische Aphrodite zu verwandeln, doch denken Sie an das persönliche Treffen. Stimmen die Angaben nicht mit der Wirklichkeit überein, ist die Enttäuschung auf beiden Seiten groß.

Verstecken Sie sich also nicht, sondern sein Sie ehrlich zu sich und zu den anderen. Geschmäcker sind verschieden und Schönheit ist relativ. Ich weiß, Sie kennen diese ganzen Floskeln. Doch Fakt ist, Sie wollen nicht jedem Profilbesucher gefallen, sondern dem, der der Richtige für Sie ist.

Neben den allgemeinen Angaben gibt es speziell in einschlägigen Sex- oder BDSM-Chats die Auswahlmöglichkeiten zur sexuellen Orientierung. Kommen Sie, wir schnuppern gemeinsam in den JoyClub hinein. Hierbei handelt es sich um einen Flirt- und Datingchat für dominante und devote Nutzer. Bereits bei der Registrierung geben Sie Ihre sexuellen Bedürfnisse und Vorlieben an. Sind Sie masochistisch oder sadistisch veranlagt? Übernehmen Sie lieber den dominanten oder devoten Part - oder sind Sie vielleicht Switcher? Wie steht es mit Ihrer sexuellen Orientierung?

Lassen Sie sich mit dem Ausfüllen ruhig Zeit. Sie müssen auch nicht zwingend jede Frage beantworten, schließlich bestreiten Sie keinen Einstellungstest. Einige Plattformen - wie eben der JoyClub - bieten Ihnen an, eine Liste mit Ihren sexuellen Vorlieben auszufüllen. Gehen Sie auch hier ehrlich und strukturiert an die Sache heran. Sie müssen nicht so viele Fetische wie möglich aufschreiben, nur weil Sie glauben, dadurch interessanter zu wirken. Denken Sie daran, das hier ist weder eine Sklavenauktion noch eine Folge von "Deutschland sucht den Super-Dom". Verstehen Sie, was ich meine?

Ihr Ziel sollte es sein, den passenden Partner auf sich aufmerksam zu machen und nicht, so viele Zuschriften wie möglich zu sammeln. Sie lassen sich gern mit Kerzenwachs die Brustwarzen betropfen? Sehr gut schreiben Sie das in Ihr Profil. Wenn Sie allerdings bereits bei dem Gedanken daran zu schlottern beginnen, verzichten Sie auf diesen Tag.

Denn immerhin erwarten Sie ja auch von Ihrem Gegenüber eine gewisse Grundehrlichkeit. Stellt sich der unbarmherzige Dom im Nachhinein als anschmiegsamer Teddybär heraus, verzichtet der submissive Part auf ein weiteres Treffen. Ein ähnliches Problem wird die strenge Herrin haben, wenn sie merkt, dass ihr masochistischer Sklave doch lieber selbst zur Gerte greift.

Der letzte Schritt zur Vervollständigung Ihres persönlichen Profils besteht in einem kurzen Text, in dem Sie sich vorstellen und bei den anderen Nutzern Interesse wecken. Dabei gilt die Regel: Zeigen Sie Fantasie! Beschreiben Sie, was Sie suchen und was Sie sich vorstellen. Schließlich spricht ein zu allgemein gehaltener Text letztendlich niemanden an.

Bei meinem letzten Besuch in einem Forum speziell für Liebhaber des BDSM-Bereichs fiel mir beispielsweise dieser Aufruf auf:

"Hallo, ich bin Sklave P., stehe auf Füße."

Darunter stand eine E-Mail-Adresse. Wissen Sie, was ich in diesem Moment dachte? Absolut nichts. Denn diese acht Wörter sind alles andere als aussagekräftig. Sklave P. steht also auf Füße, na und? Was will er uns damit sagen? Sucht er einen Herrn? Oder eine Herrin? Vielleicht einen Mitsklaven? Oder eine gute Fußpflegerin?

Eine bessere und weitaus vollständigere Variante wäre beispielsweise:

"Hallo BDSM-Gemeinschaft,

mein Name ist Sklave P. (32 Jahre alt) und ich habe eine Vorliebe für schöne, gepflegte Frauenfüße. Ich liebe es, die lackierten Zehen zu küssen oder zu lecken. Mir schwirrt der Kopf vor Geilheit, wenn ich an einer zarten Fußsohle oder getragenen Schuhen riechen darf. Um meinen Fetisch auszuleben, suche ich eine strenge Stiefelherrin, der ich zu Füßen liegen kann. Wenn eine dominante Sie meine Bewerbung als Fußsklave akzeptiert, würde es mich freuen, wenn sie sich unter folgender E-Mail-Adresse melden würde: ..."

Sie müssen sich nicht zu literarischen Ergüssen hinreißen lassen, aber geben Sie ruhig etwas von sich preis. Haben Sie eine poetische Ader, zeigen Sie das ruhig. Im gleichen Forum entdeckte ich zum Beispiel diesen Beitrag von Sklavin B:

"Verehrte Herrschaft,

im Alltag fühle ich mich mit meinem Bedürfnis nach Unterwerfung und sexueller Erfüllung durch Schmerz isoliert wie hinter einer Burgmauer. Die weißen Ritter können meinem Verlangen nicht nachkommen, also suche ich auf diesem Weg einen bösen Drachen, der mich in seine Höhle entführt, um mich Demut zu lehren. Ehrfürchtig hoffe ich auf eine Antwort unter ...,

Subbei B (23J.)"

Dieser Aufruf hat mich schmunzeln lassen und ich bin sicher, dass Sklavin B. mittlerweile Ihren Drachen gefunden hat.

Denken Sie sich nun: Alles schön und gut, nette Texte - aber Sie können damit nichts anfangen, weil Sie eher dominante Neigungen verspüren? Kein Problem, was halten Sie von diesem netten Gesuch einer Domina?

"Suche: Leck- und Putzsklaven für Partnerschaft ohne Tribut!

Sklave oder Submissiver,

wenn Du im nördlichen Bereich Deutschlands lebst und auf eigenen Beinen stehst, dich aber trotzdem einer dominanten Lady zu Füßen legen willst, dann melde Dich bei mir!

Für deine Dienste als Leck- und Putzsklave wirst Du mit meiner Strenge und zahlreichen Züchtigungen belohnt. Hingabe und Gehorsam, deiner Herrin gegenüber, stehen für Dich an oberster Stelle.

Ich bin ortsgebunden, in der Kennenlernzeit aber zu gelegentlichen Besuchen bereit.

Wenn Du bereit bist, mir zu gehören, gemeinsam mit mir in die Zukunft zu gehen und ein späteres gemeinsames Zusammenleben in Erwägung ziehst, dann melde dich unter ...

Madam B."

Suchen Sie als dominanter Part den Sklaven oder die Sklavin fürs Leben, halten Sie sich nicht mit Gefühlen zurück. In der BDSM-Szene sind Sie zwar der strenge Dominus oder die unerbittliche Herrin, jedoch brauchen Sie keine emotionale Distanz aufzubauen, um diesen dominanten Status beizubehalten.

Ich zeige Ihnen, was ich meine: Sehen Sie sich beispielsweise den Aufruf von *DominanterEr* an. Die dominante Neigung und die Wünsche an die zukünftige Partnerin fließen praktisch ineinander:

"*Ich hoffe, dich hier zu finden.*

Fühle das Leben, fühle die Lust, fühle den Schmerz, fühle das Brennen auf der Haut. Fühle die Sucht nach mehr und verliere Dich in deinen Gedanken und Gefühlen. Genieße den Respekt und respektiere dein Gegenüber. Akzeptiere sein Ich und sein Wesen.

Lass Dich fallen - ohne Angst haben zu müssen, nicht aufgefangen zu werden. Lass Dich fallen, in dem Wissen, dass Du sanft gleiten wirst.

Erfahre die Achtung vor Deiner Person und all dem, was Dich ausmacht - und gib Dich hin.
Überschreite Deine Grenzen und lass Dich führen. Wir werden gemeinsam wachsen.
Sei gefesselt und doch frei, zeige Demut und gleichzeitig Stolz. Werde gezwungen und folge doch aus freiem Willen. Sei ehrlich und offen und doch geheimnisvoll und zurückhaltend.
Spüre den Schmerz und empfinde die Lust, nach der Du dich sehnst.
Das ist ein kleiner Teil der wundervollen BDSM-Welt.
Und dies ist meine Leidenschaft, auch wenn ich ein junger, alleinerziehender Vater bin.
Nun, was genau suche ich auf diesem Weg und was stelle ich mir vor?
Ich wünsche mir eine traumhafte Beziehung mit allen Facetten, die das Leben bietet. Mit dem gemeinsamen Lachen und dem gemeinsamen Tränen in den Augen. Das Glück spüren, und nicht mehr klar denken zu können, vor Sehnsucht nach dem anderen. Leidenschaften ausleben und auskosten.
Für diese Träume suche ich mein perfektes Gegenstück. Eine

Frau, die meine Wünsche teilt und dafür kämpft. Sie mich nicht trotz, sondern wegen meiner Fehler liebt und die sich dem Leben an meiner Seite stellt. Sie sollte im Schlafzimmer hemmungslos, im Alltag gestanden sein. Eine masochistische Ader besitzen, aber auch gern als Switcherin manchmal die Oberhand übernehmen.
Ich selbst bin sportlich, 185 cm, und habe schwarze Locken und braune Augen. Bei Interesse melde dich bitte unter ...

DominanterEr"

Sie sehen, der Text zu Ihrem Profil ist an keine feste Struktur und keinen bestimmten Stil gebunden. Gestalten Sie ihn ganz nach Belieben, dann meldet sich auch Mr. oder Mrs. Right mit Reitgerte oder Halsband.

Fassen wir nochmal zusammen:

Ihren devoten oder dominanten, masochistischen oder sadistischen Traumpartner angeln Sie sich mit drei wichtigen Ködern:

- einem Ihrer Persönlichkeit entsprechenden Nickname
- einem aktuellen und deutlichen Schnappschuss
- einem aussagekräftigen, kreativen Kurztext

Vorsicht ist die Mutter der Köderbox

Haben Sie Ihr Profil zu Ihrer Zufriedenheit ausgefüllt und es mit vorteilhaften Bildern bestückt, können Sie sich in aller Ruhe in dem Flirt- oder BDSM-Chat umsehen. Kommen Sie mit, ich zeige Ihnen als erstes den öffentlichen Chat.

Was meinen Sie - hier herrscht ein Gewimmel wie in einem Fischteich? Da könnten Sie Recht haben, denn in dem öffentlichen Chatbereich treffen sich alle geneigten Chatter, um sich gegenseitig zu beschnuppern, sich neu vorzustellen oder sich zu bestimmten Themen zu unterhalten.

Achtung und Netiquette

Bevor Sie allerdings ein neues Thema anschneiden, schauen Sie sich um, ob der Flirtchat bereits geeignete Themenseiten bietet, in denen Sie Gleichgesinnte finden. Speziell in BDSM-Chats gibt es spezielle Unterkategorien für die verschiedenen sexuellen Orientierungen. Beispielsweise treffen sich in der *Gay Kammer* Interessierte an der gleichgeschlechtlichen Liebe. In der *Folterkammer* können sich Liebhaber von BDSM, Peitschen, Ketten und Lustschmerz über ihre Vorlieben austauschen. Und in der *Gummizelle* kommen Unterhaltungen zwischen Gummi- und Latexliebhabern zustande. Orientieren Sie sich an diesen oder ähnlichen Bezeichnungen, um den für Sie geeigneten Chatroom zu finden.

Haben Sie sich für eine oder mehrere der Unterkategorien entschieden? Natürlich gilt es als unhöflich, einfach in eine bestehende Unterhaltung "hineinzuplatzen". Damit Sie bei den anderen Chattern nicht negativ auffallen und vielleicht sogar eine Rüge kassieren, halten Sie sich an die sogenannte Netiquette.

Hierbei handelt es sich um einen bestimmten Verhaltenskodex, den die Nutzer in den entsprechenden Plattformen einhalten. Dazu zählen selbstverständliche Verhaltensweisen wie ein höflicher Umgangston und jegliche Vermeidung von beleidigenden und rassistischen Äußerungen. Zudem verfügt jeder Chat zusätzlich über die "hauseigenen Regeln". Beispielsweise gehört es in einigen BDSM-Chats zum guten Ton, dominante Herren und Damen zu siezen.

Über diese informieren Sie sich bereits auf der Startseite oder fragen einen der Moderatoren und Administratoren um Rat. Diese setzen die Verhaltensregeln durch und verweisen etwaige Übeltäter nach mehreren Verwarnungen aus der Chat-Gemeinschaft.

Aber mit Höflichkeit, einer Portion Charme und der entsprechenden Etikette kann Ihnen das nicht passieren. Also stürzen Sie sich ruhig in das Gefecht!

Vorsicht ist die Mutter der Porzellankiste

Sie wissen nun, wie Sie sich im Netz am besten darstellen, um Ihren Traumpartner zu ködern. Wie immer greift der Grundsatz: Seien Sie ehrlich!

Aber Vorsicht - erwarten Sie und ich von uns Ehrlichkeit, dürfen Sie diese nicht bei anderen Usern voraussetzen. Zwar ist es ein schönes Wunschbild, den wohlhabenden, jungen Gentledom mit eigener Villa und durchtrainiertem Körper zu finden, doch niemand kann Ihnen versichern, dass sich hinter diesem

Online-Profil kein Mittvierziger mit Bierbauch und Halbglatze versteckt. Sie verstehen, was ich meine? Alternativ kann es sich bei der jungen, sexy Blondine mit Lederfetisch um eine gelangweilte Hausfrau handeln, deren beste Jahre bereits hinter ihr liegen - oder im schlimmsten Fall um denselben Mittvierziger mit Bierbauch und Halbglatze vom vorherigen Beispiel.

Daher glauben Sie nicht unbesehen alles, was Ihnen Ihr Chatkontakt schreibt. Speziell im Internet halten Sie sich an die alte Weisheit: Vorsicht ist die Mutter der Porzellankiste ... oder in unserem Fall eben der Köderbox.

Sie glauben, auf eine derartige Täuschung würden Sie niemals hereinfallen? Da muss ich Sie enttäuschen. Selbst langjährige Nutzer derartiger Portale geraten hin und wieder an ein sogenanntes Fake-Profil. Zum einen liegt dies sicherlich an der fehlenden Sicherheit, die das Netz bietet. Wie bereits in Kapitel 2.1 erwähnt, gibt es Flirt-Seiten, die von den Nutzern ein Foto verlangen, um ihr Alter zu verifizieren. Aber bedenken Sie, dass dies lediglich auf freiwilliger Basis geschieht. Wer andere im Internet bewusst täuschen möchte, findet schnell einen Weg.

Daher erkläre ich Ihnen, wie Sie eine solche Täuschung möglichst schnell erkennen und sich von dem entsprechenden Profil fernhalten oder es sogar melden können:

Fake-Profile gibt es nicht nur in Flirt- und BDSM-Chats, sondern in sämtlichen sozialen Netzwerken. Die Idee an sich ist auch nicht neu, daher gibt es spezielle Tipps und Tricks, um einem gefälschten Profil auf die Schliche zu kommen.

"Hallo, ich bin Stefanie. Ich bin 24 Jahre alt und möchte gern meine bisexuelle Neigung ausleben."

Daneben erscheint das Bild einer bezaubernden Blondine, die strahlend in die Kamera lächelt und deren Modelkörper in einem hautengen Sportdress steckt. Eine schöne Vorstellung, nicht wahr?

Doch werden Sie von der blonden Schönheit Stefanie angeschrieben, halten Sie sich noch mit der Vorfreude zurück. Laut einer Studie einer IT-Sicherheitsfirma aus dem Jahr 2012 sind knapp 97 Prozent aller gefälschten Profile weiblich. Zudem geben zwei Drittel dieser Fake-Profile an, eine bisexuelle Neigung zu besitzen. Natürlich zeigt das angefügte Profilbild eine junge Frau, die das Potenzial für eine Modelkarriere besitzt. Warum das so ist? Vermutlich, weil besagte Frau tatsächlich Model ist und ihr Bild für das gefälschte Profil "missbraucht" wird.

Selbstredend bedeutet das nicht, dass es sich bei jeder jungen Schönheit mit bisexueller Orientierung um eine Fälschung handelt. Aber Sie sollten mit erhöhter Aufmerksamkeit an solche Profile herantreten. Lesen Sie sich die Angaben genau durch und suchen Sie nach eventuellen Unstimmigkeiten. Schauen Sie sich auch die Kontakte von Stefanie an. Fake-Profile verfügen über überdurchschnittlich viele Freundschaften, da sie dem Nutzer einen sympathischen, aufgeschlossenen Menschen vorgaukeln wollen. Ein weiteres Anzeichen ist der Name der Frau. In der Regel entsprechen die Namen der nicht existenten Damen den gängigen Frauennamen. Somit bevölkern gefälschte Annas, Stefanies und Julias das Internet.

Real oder Fake?

Vielleicht fragen Sie sich nun, was Fake-Stefanie von einem echten Profil unterscheidet. Zum einen sollte Sie bereits Stefanies Geschlecht stutzig machen. Warum schreibt diese Frau Sie an? Ich möchte Ihnen damit natürlich nicht zu nahe treten, doch Fakt ist, dass es für Frauen untypisch ist, selbst andere Nutzer im Internet anzuschreiben. Die Mehrzahl der realen Damen erstellt ihr Profil und lässt sich finden. Ist eine Frau eine Schönheit wie Fake-Stefanie, kann man davon ausgehen, dass sie pro Tag mehrere Dutzend Zuschriften erhält. Kämmt sie diese allesamt durch, hat sie keine Zeit, selbst noch "auf die Jagd zu gehen". Natürlich gibt es reale Frauen, die genau das tun, aber die Wahrscheinlichkeit, gerade diesen in den Weiten des Internets zu begegnen, ist gering. Verstehen Sie, was ich Ihnen zu erklären versuche?

Weiterhin sollten Sie bei der Angabe von Fake-Stefanies sexueller Orientierung stutzig werden. Es gibt durchaus Frauen, die an beiden Geschlechtern interessiert sind. Doch im Durchschnitt geben es nur sechs Prozent davon im Netz offen an. Auch dieses Detail soll den Profil-Besuchern die Aufgeschlossenheit der Chat-Gemeinde demonstrieren. Im Regelfall dienen die Fake-Profile schließlich als Lockvögel für andere Nutzer. In anderen - weitaus schlimmeren Fällen - wurden die gefälschten Profile nicht von der Website, sondern von Privatpersonen erstellt. Was diese damit bezwecken, fragen Sie sich? Vielleicht haben Sie nur Langeweile, vielleicht wollen Sie auf diese Weise aber auch Geld erschleichen. Sicherlich haben Sie bereits von den gefakten männlichen Profilen mit den überdurchschnittlich gutaussehenden Gentlemen gehört, die speziell ältere Damen kontaktieren, um diese um ein kleines Vermögen zu bringen. Wer sich also hinter einem gefälschten Profil versteckt, hat bestimmt nichts Gutes im Sinn.

Bilder sagen mehr als Worte

Sind Sie bei einem bestimmten Profil misstrauisch, gibt es mehrere Möglichkeiten, dessen realen oder gefälschten Status nachzuweisen. Nehmen Sie sich zuerst das entsprechende Bild - in unserem Beispiel das Foto von Fake-Stefanie - vor. Im Internet existieren verschiedene Dienste, die eine Rückwärtssuche für Bilder anbieten. Das bedeutet, dass das jeweilige Foto zu seiner Ursprungs-Seite zurückverfolgt werden kann.

Sind Sie skeptisch, speichern Sie also das Bild von Fake-Stefanie ab und kopieren es beispielsweise in die Google Bildersuche. Nach wenigen Augenblicken erhalten Sie von der Suchmaschine eine Liste aller Internetseiten, auf denen dieses oder ähnliche Bilder bereits aufgetaucht sind. Fällt Ihnen auf, dass Fake-Stefanie mit ihrem Profilbild auch für eine Modekette modelt, haben Sie den gefälschten Account so gut wie entlarvt.

Natürlich kann es sein, dass der gezielte Profil-Fälscher schlau genug ist, kein Bild von einem Model zu verwenden. Stattdessen hat er oder sie vielleicht ein Foto aus dem Familienalbum gemopst und stellt sich nun mit dem Bild seiner Schwester, seiner Cousine oder der Nachbarstochter im Internet dar. In diesem Fall ist die Trefferquote bei einer Bildersuche weitaus geringer. Was tun Sie nun?

Vertrauen ist gut, Kontrolle ist besser

Wurden Sie bei einer Bildersuche nicht fündig, sind aber immer noch misstrauisch, scheuen Sie sich nicht davor, Beweise anzufordern. Reale Personen kennen die Gefahren des Internets und zeigen sich daher bereitwillig, Ihnen diesen Beweis - beispielsweise in Form eines weiteren Fotos - zukommen zu lassen, sofern tatsächlich beiderseitiges Interesse besteht.

Um ganz sicher zu gehen, überreden Sie Fake-Stefanie zu einem Telefonat. Hinter den weiblichen Fake-Profilen stecken in den meisten Fällen Männer, sodass Sie den Beweis bereits an der Stimme erkennen könnten. Natürlich nur, wenn Fake-Stefanie sich einverstanden erklärt, was im Fall eines falschen Accounts kaum vorkommen wird. Ebenso wird die nicht existierende Dame ein Gespräch über Skype oder einen anderen Video-Chat mit fadenscheinigen Ausreden ablehnen. Findet sich für die Ablehnung kein vernünftiger Grund, gehen Sie davon aus, dass es sich wirklich um einen falschen Account handelt. Legen Sie Ihre Beweise ruhig dem Seitenbetreiber vor und melden Sie das Fake-Profil, um andere Nutzer vor ähnlichen Erfahrungen zu schützen.

Die geschminkte Wahrheit

Es muss natürlich nicht sein, dass gerade Sie an einen Fake-Account geraten. Aber auch bei normalen Profilen besteht die Gefahr, dass der Ersteller bei seinen Angaben ein wenig zu kreativ war.

Im Netz lässt sich ja wunderbar mit folgenden Angaben schummeln:

80

- dem Alter
- dem Aussehen
- dem Geschlecht
- der sexuellen Orientierung
- dem Wohnort
- dem Beruf
- dem Familienstand

Das bedeutet, der junge Single-Arzt mit dem Model-Körper kann sich als verheirateter Bauarbeiter mit Wampe entpuppen und die süße Büromaus aus München kommt eigentlich aus Quetzdölsdorf, ist minderjährig und vertreibt sich in den Schulstunden die Zeit mit Chatten. Auch hier empfiehlt es sich, immer wieder nachzufragen und zu prüfen. Stellen Sie ruhig mehrmals dieselben Fragen oder formulieren Sie diese einfach um. Kommt plötzlich eine andere Antwort, wissen Sie, dass etwas im Busch ist, und können die Finger von dem jeweiligen Profil lassen.

Falls Sie nun glauben, ein Profil, das nicht völlig gefälscht, sondern nur verschönert wurde, sei kein großes Ärgernis, lassen Sie sich folgende Geschichte erzählen:

Vor ein paar Jahren war ich selbst aktives Mitglied in einem einschlägigen Chat, der sich auf die besonderen Arten der Erotik spezialisiert hatte. Nach mehreren Anschriften netter, aber für mich uninteressanter Herren, meldete sich ein Dom namens *Aufgeschlossen_ER*. Ein kreativer Name, ein hübsches Foto und eine ansprechende Beschreibung.

Aufgeschlossen-ER wohnte ganz in der Nähe, sodass es recht bald zu einem persönlichen Treffen kam. Was genau es dabei zu beachten gibt, klären wir im nächsten Kapitel. Also wartete ich am verabredeten Ort auf mein Blind Date ... und wartete ... und wartete. Doch der beschriebene *Aufgeschlossen_ER* tauchte niemals auf. Stattdessen erschien ein Mann, der knapp zwanzig Zentimeter kleiner, zehn Jahre älter und auch nicht so aufgeschlossen war. Wir unterhielten uns und nach dem Treffen war uns beiden klar, dass keiner von uns eine zweite Begegnung wünschte. Dies lag an meiner Enttäuschung, dass statt des erhofften Wunschbildes die kleinere und ältere Realität erschien und meiner darauffolgenden Distanziertheit, die *Aufgeschlossen_ER* nicht nachvollziehen konnte. Denn schließlich hatte er bei dem Ausfüllen seines Profils nicht komplett gelogen, sondern die Wahrheit nur geschminkt.

Motiv und Motivation

Sie merken also - auch im Netz ist Vorsicht geboten. Haben Sie einen netten Ihn oder eine süße Sie gefunden und Sie sind sich sicher, dass hinter dem ansprechenden Profil eine reale Person steckt, kommen wir zu dem nächsten Punkt: Wie verhalten Sie sich bei einem längeren Chat-Kontakt? Der Zeitraum "länger" bezieht sich hierbei übrigens nicht auf mehrere Stunden oder Tage, sondern auf mehrere Wochen oder sogar Monate. Überdauert der Chatkontakt - mit zusätzlichen Telefonaten, Video-Telefonaten und vielleicht SMS - diese Zeit, können Sie entspannt ausatmen, denn mit großer Wahrscheinlichkeit hegt Ihr Gegenüber ehrliche Motive. Möchte Sie jemand über das Chatten ausnutzen, wird auch der hartnäckigste Täter irgendwann ungeduldig. Daher lassen Sie sich keineswegs drängeln. Sie entscheiden, wann und ob Sie Ihren Mr. oder Ihre Mrs. Right treffen möchten. Bemerken Sie, dass Ihr Chatpartner ungeduldig wird, fragen Sie sich, warum dies der Fall sein könnte. Sie können die Frage natürlich auch offen stellen und dann die entsprechende Antwort auswerten.

Während einer längeren "Chat-Beziehung" kommt es in der Regel zu dem Austausch von Bildern und auch dem einen oder anderen intimen Geheimnis.

Jedoch achten Sie darauf, dass Sie kein Opfer von **Sexting** oder **Cybergrooming** werden!

Ich erkläre Ihnen kurz, worum es sich dabei handelt:

Cybergrooming bezeichnet das gezielte Ansprechen von Chatnutzern, um einen sexuellen Kontakt zu erwirken. Beachten Sie, dass ich in diesem Fall keinen charmanten, wenn auch gewagten Flirt meine. Hierbei hat es der Täter ausschließlich auf ein Stelldichein abgesehen und schreckt auch vor sexueller Belästigung über das Internet nicht zurück. Beispielsweise finden Sie in Ihrem Postfach plötzlich ein Bild eines fremden Geschlechtsteils oder ähnliche Unappetitlichkeiten. Der Begriff Cybergrooming hat sich in Deutschland speziell bei der sexuellen Belästigung von Minderjährigem im Netz eingebürgert. Daher vergessen vorwiegend Erwachsene, dass auch sie diese Art der Belästigung treffen kann. Fühlen Sie sich von einem anderen Chat-Nutzer auf diese Weise in Bedrängnis gebracht, erstatten Sie umgehend Meldung bei dem jeweiligen Website-Administrator.

Natürlich ist Petzen nicht die feine englische Art, aber bedenken Sie, dass möglicherweise auch unerfahrene Nutzer auf der

Plattform unterwegs sind und auf das Cybergrooming hereinfallen können. Somit dürfen Sie sich in diesem Fall nicht als Verräter, sondern als Beschützer betrachten.

Bei dem **Sexting** handelt es sich um einen erotischen Wortwechsel - Dirty Talk - und die Flüster-Funktion im Chat. Das bedeutet, dass Sie mit einem anderen Nutzer eine virtuelle Unterhaltung in einem separaten Chatroom führen. Gegen das Sexting an sich ist nichts einzuwenden - schließlich sind Sie beide erwachsen und können sich mit Worten und Fantasien gehörig einheizen.

Doch beachten Sie, dass Ihr richtiger Name in diesem Fall anonym bleibt. Auch wenn Sie Ihren Chatpartner bereits seit längerer Zeit zu kennen glauben, vertrauen können Sie ihm oder ihr nicht. Erst nach einem persönlichen Treffen erfahren Sie etwas über die Motive und die Motivation Ihres Gegenübers. Daher geben Sie auch beim Sexting nicht zu viel von sich Preis. Im schlimmsten Fall verbreitet Ihr Gesprächspartner Ihre Fantasien im Internet und es geht wirklich niemanden etwas an, ob Inge Müller Natursekt mag oder ob Kai-Uwe Maier gern Frauenkleidung trägt. Sie wissen schon, was ich meine.

Ein besonderer Fall von Sexting tritt ein, wenn Ihr Gegenüber erotisches Bildmaterial von Ihnen fordert. Sie in Dessous oder im sexy Männer-String. Sie im Adams- oder Evakostüm oder in einem Fetisch-Outfit.

Fordert Ihr Chatpartner dies von Ihnen, horchen Sie unbedingt auf. Wofür braucht er oder sie die Bilder? Warum möchte er oder sie die Fotos ausgerechnet jetzt haben?

Bedenken Sie Folgendes: Sobald Sie Ihre Fotos über das Internet - per Mail, im Chat oder in sozialen Netzwerken - verschicken, haben Sie keinen Einfluss mehr auf deren weitere Verbreitung. Was weiterhin mit den Bildern geschieht, liegt demnach nicht mehr in Ihrer Hand - und speziell bei erotischen Fotos ist das nun wirklich kein sehr schöner Gedanke.

Wollen Sie dem Chatpartner trotzdem unbedingt Ihren Körper auf einer Hochglanzfotografie vorstellen oder Ihre neue Reizwäsche präsentieren, gebe ich Ihnen einen Tipp. Achten Sie darauf, dass Ihr Gesicht nicht mit auf dem Bild ist, oder machen Sie es gegebenenfalls unkenntlich. Sollte der Vertrauen erweckende Chatpartner sich doch als Bösewicht entpuppen und Ihre Bilder verbreiten, sind Sie darauf wenigstens nicht zu erkennen. Wenden Sie sich trotzdem an die Betreiber der jeweiligen Seiten, auf denen Ihr Foto erscheint, und fordern Sie dessen Löschung. Jedoch ist eine vollständige Entfernung der Fotos aus dem Netz kaum möglich, denn Fakt ist: Das Internet vergisst nicht.

Führen Sie eine längere "Chat-Beziehung" mit einem vertrauenswürdigen Chatpartner oder einer Chatpartnerin und Sie spüren, dass Sie mit dem Mann oder der Frau auf einer Wellenlänge sind, können Sie über ein persönliches Treffen nachdenken. Aber vorerst ...

Bündeln wir noch einmal die Tipps:

Suchen Sie Ihren Traummann oder Ihre Traumfrau in einem Chat, beachten Sie:

- Halten Sie sich an die Netiquette.
- Prüfen Sie die Profile anderer Nutzer genau.
- Melden Sie Fake-Accounts und Cyberstalker.
- Gehen Sie sorgsam mit Ihren persönlichen Daten und Bildern um.

Schein und Sein - das erste Treffen

Haben Sie und Ihre Chat-Bekanntschaft sich für ein erstes Treffen entschieden, setzt früher oder später das Kribbeln im Magen ein. Sie kennen das Gefühl sicherlich noch von Ihrem ersten Date und wissen, dass es vollkommen normal ist. Zudem ist das Blind Date ein Griff in die Wundertüte. Sie wissen nicht, was Sie erwartet.

Natürlich haben Sie mit Ihrem Chatpartner oder Ihrer Chatpartnerin bereits erste Informationen ausgetauscht. Aber die Auskunft, dass *Fessel-Meister85* einen süßen Hund hat oder dass *SüßeSubbie* die Musik von Abba mag, sagt natürlich nicht viel über die Personen aus, die sich hinter diesen Pseudonymen verbergen. Daher achten Sie zwingend auf die wichtigsten fünf Blind-Date-Grundregeln:

- Wählen Sie als Treffpunkt einen öffentlichen Ort.
- Suchen Sie eine Lokalität aus, die Sie bereits kennen.
- Achten Sie auf die richtige Kleidung.
- Beachten Sie die Etikette.
- Machen Sie sich nicht abhängig.

Selbstredend finden diese Richtlinien bei jedem Date Anwendung - sei es ein Treffen zwischen Vanillas oder BDSMlern. Jedoch gibt es speziell bei dem ersten Kennenlernen von Doms und Subs besondere Aspekte, die es zu beachten gilt. Am besten gehen wir die einzelnen Punkte zusammen durch.

1. Wählen Sie als Treffpunkt einen öffentlichen Ort

Treffen Sie sich unbedingt an einem öffentlichen Fleckchen. Hierfür eignen sich Straßencafés ebenso wie das lauschige Restaurant um die Ecke oder die belebte Strandpromenade.

Der Grund dafür ist logisch: Sie wissen nicht, wer Sie erwartet und unter Menschen ist die Chance, dass Ihnen etwas zustößt, am geringsten. Immerhin kann sich der süße Gentledom mit den niedlichen Grübchen auch als gemeiner Vergewaltiger entpuppen. Und die putzige Devote mit Ringellöckchen und Stupsnase neigt eventuell zu Gewaltausbrüchen, wenn man ihr auf die Pelle rückt. Daher ist Vorsicht geboten. An einem Ort, den viele Menschen frequentieren, müssen sich auch schwierige Persönlichkeiten beherrschen, daher dient diese Wahl schließlich und endlich nur Ihrer Sicherheit.

Lassen Sie sich bei dem ersten Date auf keinen Fall darauf ein, in eine fremde Wohnung zu gehen oder einen BDSM-Club zu besuchen. Natürlich wird speziell von uns Peitschenschwingern und Halsbandträgern eine besondere Offenheit erwartet - aber weder Sie noch ich neigen zur Dummheit. Also ziehen Sie sofort die Bremse, wenn Ihr Date aus dem ersten Treffen gleich eine Session machen möchte.

Denken Sie daran, dass Sie sich nicht kennen und Sie somit auch nicht wissen, ob die Chemie stimmt.

Ein erstes Beschnuppern auf neutralem Terrain ist auch für BDSMler der sicherste Weg, unwillkommene Überraschungen zu vermeiden.

Des Weiteren spricht nichts dagegen, ein sogenanntes Cover mit zu dem Date zu nehmen oder es darüber zu informieren.

Nanu, Sie machen so große Augen? Ach, ich verstehe - mit Cover meine ich natürlich nicht ein nachgespieltes Musikstück, sondern einen "Schutzengel beim Blind Date":

Das **Cover** ist eine unbeteiligte dritte Person, die Sie über das Blind Date informieren. Das kann Ihre beste Freundin, ein Familienmitglied oder sogar der Sohn des Nachbarn sein, solange er zuverlässig ist. Ihrem Cover teilen Sie Ort und Zeit des Treffens mit. Dann vereinbaren Sie, ob die Person zu einer bestimmten Uhrzeit den Treffpunkt - und somit Sie und Ihr Date - besucht, einen Anruf tätigt oder eine SMS schickt. Wenn Sie auf den Anruf oder die Kurznachricht nicht antworten oder ein SOS-Codewort benutzen, leitet Ihr Schutzengel entsprechende Hilfsmaßnahmen ein. Beispielsweise kommt das Cover persönlich, um Sie abzuholen oder die Polizei wird verständigt.

Können Sie niemanden aus Ihrer Verwandtschaft oder Bekanntschaft fragen, ob er oder sie Sie covern kann - beispielsweise weil Sie den Wohnort gewechselt haben und einfach noch niemanden besser kennen - gibt es ehrenamtliche Helfer, die Ihre Dienste als Cover kostenfrei zur Verfügung stellen. Diese Mitarbeiter gehören zu Organisationen wie der BDSM-Community Sklavenzentrale oder der Bundesvereinigung Sadomasochismus. Sinn und Zweck der Cover, ist es schließlich, Sie vor sexuellem Missbrauch und Gewalt zu schützen.

2. Suchen Sie einen Treffpunkt aus, den Sie bereits kennen

Kommen Sie aus verschiedenen Städten, ist es in der Regel so, dass der Mann zu der Frau reist. Zum einen gehört diese Rücksichtsnahme zur "alten Schule", zum anderen gehört die

Dame einfach zum schwächeren Geschlecht. Für alle Frauen, die kurz davor sind, naserümpfend das Buch zuzuschlagen - denken Sie darüber nach, was Sie einem Mann körperlich entgegensetzen können. Richtig, in den meisten Fällen gar nichts. Daher ist es für Sie schlicht und ergreifend sicherer, den Heimvorteil auf Ihrer Seite zu haben.

Wenn Sie für Gleichberechtigung sorgen wollen, können Sie auch eine Stadt wählen, die sich in der Mitte zwischen Ihren jeweiligen Heimatorten befindet.

In sich anbahnenden BDSM-Beziehungen kann es der dominante Part sein, der einen Platz für das erste Blind Date bestimmt. Aber auch hier gehört es zum guten Ton, der Dame den Vortritt zu überlassen. Auch dominante Frauen fühlen sich bei einem Blind Date eventuell unsicher. Also haben Sie auch als Frau keine Scheu, Ihr Date danach zu fragen, ob Sie den Treffpunkt wählen dürfen.

Findet das Treffen nun in Ihrer Heimatstadt statt, schlagen Sie Ihrem Traummann oder Ihrer Traumfrau einen Ort vor, den Sie bereits kennen und mögen. Warum ist das für das erste Kennenlernen so wichtig? Ganz einfach - auf diese Weise sind Sie vor bösen Überraschungen gefeit. Kennen Sie das gewählte Restaurant oder den Strandabschnitt oder meinetwegen die Bowlingbahn, wissen Sie, welches Ambiente Sie erwartet und können sich darauf einstellen.

Übrigens eignet sich eine Bar oder ein Café für ein Blind Date weitaus besser als das edle Fünf-Sterne-Restaurant. In einem kleinen Café besteht die Chance, sich nach einem Kaffee oder einem kleinen Happen zu verabschieden, wenn Sie merken, dass die Chemie nicht stimmt. Dagegen müssen Sie in einem edlen Restaurant im schlimmsten Fall mehrere Gänge durchstehen. Denn natürlich gilt es auch bei Liebhabern von BDSM als überaus unhöflich, seinem Gegenüber ins Gesicht zu sagen, dass man ihn unsympathisch findet. Und auch das von How-I-met-your-Mother-Star Barney Stinson erfundene Widerrufsrecht gehört bestimmt nicht zum guten Ton.

3. Achten Sie auf die richtige Kleidung

Kleider machen Leute, diesen Spruch kennen Sie sicherlich. Das ist bei einem Blind Date nicht anders. Mit der Wahl Ihrer Garderobe stellen Sie sich selbst dar. Daher packen Sie das alte Holzfällerhemd, den fleckigen Sport-BH und die abgewetzte Jeans am besten ganz nach hinten in Ihren Kleiderschrank. Schließlich wollen Sie Ihrem Gegenüber Ihre Schokoladenseite präsentieren und nicht nur mit Ihrem Charme, sondern auch mit Ihrem hübschen Äußeren beeindrucken.

Es gibt sicherlich Menschen, die der Meinung sind, es komme ausschließlich auf die inneren Werte an. Damit haben Sie Recht - theoretisch. Praktisch setzt sich man sich aber lieber zu dem Prinzen als zu dem Frosch an den Tisch. Bedenken Sie, dass Ihr Date Ihre inneren Werte noch nicht kennen kann. Daher steht vorerst die äußere Verpackung im Vordergrund.

Sie und Ihr Date wissen natürlich, dass Sie Ihre Leidenschaft für BDSM teilen. Vermutlich haben Sie Ihrem Traummann oder Ihrer Traumfrau auch bereits mitgeteilt, dass Sie dominant oder devot veranlagt sind. Sie dürfen ruhig kleine Accessoires wählen, um Ihre sexuelle Neigung dezent zum Ausdruck zu bringen. Hierbei möchte ich bewusst noch einmal das Wort dezent betonen. Ein kleines Silberkettchen könnte ein Halsband symbolisieren und die hohen Stiefel könnten als Anzeichen für Ihren dominanten Status herhalten.

Aber lassen Sie die Lack- und Leder-Kleidung besser im Schrank. Zum einen gibt es im BDSM-Bereich keinen Dresscode, der Ihnen zwingend das Tragen von Lack und Leder vorschreibt. Zum anderen fallen Sie im Lack-Catsuit oder der Lederkorsage in einem normalen Restaurant auf wie ein bunter Hund. Diese unerwünschte Aufmerksamkeit kann Ihnen und Ihrem Date gehörig den Abend verderben.

Also lassen Sie als Sub das große Nieten-Halsband und die auffälligen Manschetten zu Hause. Gleiches gilt für die Dominanten, die beim ersten Kennenlernen besser auf die Leder-Chaps und die Overknees verzichten. Ansonsten ergeht es Ihnen wie Mandy bei Ihrem ersten Date mit Sebastian. Von den beiden hatte ich Ihnen bereits in einem anderen Zusammenhang erzählt. Aber irgendwann kam an unserem Stammtisch das Thema "Erste Dates" auf, sodass mir Mandy ihre Erfahrungen schilderte.

Sie und Sebastian hatten sich - wie es im BDSM-Bereich häufig der Fall ist - über eine einschlägige Chat-Community kennen gelernt. Beide wohnten nicht allzu weit voneinander entfernt, sodass Ort und Zeit für das Blind Date schnell gefunden waren. Obwohl es ein Blind Date - also ein blindes Treffen - ist, kommt es natürlich auf den ersten Eindruck an. Sebastian hatte Mandy bereits erzählt, dass er schon länger in der BDSM-Szene aktiv und hauptsächlich Switcher ist. Als mir Mandy erzählte, dass sie das Wort zum damaligen Zeitpunkt erstmal googeln musste, habe ich schon leicht geschmunzelt und kurz in eigenen Erinnerungen geschwelgt. Aber zurück zum Thema. Ohne Erfahrungen in der BDSM-Szene und deren Geflogenheiten kann man leicht zu dem Schluss kommen, dass Latex, Lack und Leder angebracht sind. Sieht man schließlich immer im Fernsehen und die Titelheldinnen auf den entsprechenden Büchern kommen auch nicht mit Jogginghose und Yogatop daher.

Also besorgte sich Mandy eine Korsage aus dem nächsten Beate-Uhse-Laden, und die dazu passenden Lederhosen. Ein breites Halsband komplettierte das in Ihren Augen passende SM-Standard-Outfit. Im Bus half der lange Mantel - ich frage mich immer noch, wie sie den erklärt hätte, wenn es Sommer gewesen wäre - dabei, diese besondere Art der Bekleidung zu kaschieren, doch im Restaurant wollte sie den Mantel natürlich ausziehen - bis sie sah, dass Sebastian mit Jeans und T-Shirt an dem reservierten Tisch saß. Um nicht in der Lederkluft den Abend verbringen zu müssen, behielt Mandy ihren dicken Mantel an und versuchte den ganzen Abend, Sebastians verwunderten Blick zu ignorieren. In gut beheizten Restaurants wird es unter so einem Mantel ziemlich warm, wie Sie sich sicher denken können. Dementsprechend war Mandy laut eigener Aussage bald rot wie ein gekochter Hummer. Als der Kellner mehrmals besorgt fragte, ob ihr denn kalt sei, kam noch eine ordentliche Portion Schamesröte dazu. Letztendlich war ihr die Sache so peinlich, dass sie Ihr Date mit einer fadenscheinigen Ausrede und der Rechnung sitzen ließ.

Als Sebastian sie am nächsten Tag anrief und mit berechtigter Frustration fragte, ob sie ihn hätte veräppeln wollen, beichtete sie ihm die Geschichte und erntete daraufhin einen Lachanfall, für den sie ihn heute noch bei jeder Wiederholung ihrer Kennenlern-Geschichte boxt. Da Sie bereits wissen, dass beide ein

Paar sind, können Sie sich vorstellen, dass Sebastian auf ein weiteres Date - diesmal in normaler Bekleidung - bestand.

Fakt ist jedoch, bleiben Sie Ihrem eigenen Geschmack von Anfang an treu, vermeiden Sie Missverständnisse dieser Art. Denn Sie können nicht sicher sein, dass Sie ebenfalls an einen verständnisvollen Sebastian geraten.

Wobei mich Mandys überstürzte Flucht aus dem Restaurant gleich zu dem nächsten Punkt bringt:

4. Beachten Sie die Etikette

Dass Sie sich bei einem ersten Date von Ihrer besten Seite zeigen sollten, ist selbstredend jedem bekannt. Aber speziell im BDSM-Bereich gibt es unterschiedliche Ansichten, welches Verhalten bei der ersten Begegnung von Dominanten und Devoten angemessen erscheint. Natürlich zieht es irritierte Blicke auf sich, wenn Sie als submissiver Part plötzlich im vollen Restaurant einen Knicks machen oder vor Ihrem dominanten Date auf die Knie fallen. Ebenso merkwürdig wirkt es, wenn Sie sich als Dom oder Domina zur Begrüßung von Ihrem devoten Gegenüber den Schuh küssen lassen wollen. Diese Praktiken sind sicherlich nicht bei jedem BDSM-affinen Pärchen gang und gäbe. Aber Sie verstehen natürlich, was ich damit meine.

BDSM ist ein Teilgebiet der Erotik und Erotik gehört in der Regel nicht in Gaststätten oder auf öffentliche Plätze. Leben Sie Ihre Leidenschaft gern outdoor aus, ist das in Ordnung - allerdings erst, wenn Sie und Ihr Date sich bereits mehrmals getroffen haben und somit "aufeinander eingespielt" sind.

Also stehen beim ersten Kennenlernen die Standardbenimmregeln im Vordergrund. Das ist Ihnen zu langweilig? Sie könnten sich mit Ihrer Chat-Bekanntschaft auch vor dem Treffen absprechen, welche Verhaltensweisen beim Date erwünscht sind. Aber auch hier achten Sie auf Diskretion. So sehr der Gedanke Sie vielleicht erregt, doch die Gäste am Nachbartisch geht es nichts an, dass Sie gern Halsband tragen oder die Gerte in der Hand halten.

Nun fragen Sie sich vielleicht, welche dezenten Verhaltensweisen ich meinen könnte. Einen altmodischen Handkuss für die dominante Dame? Oder einen spielerischen Klaps für den devoten Herrn? Das sind durchaus Möglichkeiten, die Sie wählen können. Ein anderer Vorschlag wäre, dass der dominante Part gesiezt wird, während sich der devote Partner duzen lässt. Dies ist eine subtile Art, das Rollengefälle in der Öffentlichkeit aufrechtzuerhalten.

Ich sehe schon, das reißt Sie nicht gerade vom Hocker. Aber denken Sie daran, wenn alles gut läuft, kommt es zwischen Ihnen und Ihrem Date zu einem zweiten Treffen. Dann kennen Sie sich bereits etwas besser und können tiefer in die BDSM-Welt eintauchen. Was ich damit meine? Ein ferngesteuerter Vibrator für den oder die Sub. Die Fernbedienung bekommt der dominante Part zu Beginn des Treffens. Oder als eine andere delikate Idee lässt sich der devote Partner von seinem dominanten Gegenüber in ein Fetisch-Restaurant oder einen BDSM-Club "entführen". In diesem Ambiente können Sie Ihre Leidenschaften ungehemmt ausleben und bekommen auf dieser Ebene ein Gefühl füreinander. Wichtig hierbei ist, dass auf beiden Seiten eine Vertrauensbasis besteht. Fühlen Sie sich bei dem Gedanken, einen solch intimen Moment bereits bei dem zweiten Treffen zu erleben, nicht wohl, dann lehnen Sie ab. Vergessen Sie nicht, dass Sie sich zu nichts zwingen lassen müssen.

Aber jetzt sind wir doch glatt ein wenig vom Thema abgekommen - der Etikette. Nun, die allgemeinen Anstandsregeln brauche ich Ihnen nicht zu erklären.

Sie sollten sich jedoch vor Augen führen, dass Sie einen Partner - am besten natürlich fürs Leben - suchen und keinen neuen Spielpartner. Wo besteht der Unterschied? Suchen Sie einen neuen Schatz, begegnen Sie sich beim ersten Treffen außerhalb der BDSM-Welt. Sie nehmen demnach nicht Ihre Rolle als Dom oder Sub ein, sondern zeigen sich zuallererst als möglicher Lebensgefährte. Daher könnte es den submissiven Part erschrecken, wenn Sie sich als Herr oder Herrin distanziert und streng geben, um Ihren Status zu symbolisieren. Im Gegenzug irritiert es den dominanten Partner, wenn Sie als devoter Partner nicht Ihre eigene Meinung vertreten, sondern nur brav "Ja und Amen" sagen. Das ist nun sicherlich sehr überspitzt dargestellt, aber das Prinzip sollte klar sein.

Beim ersten Date zwischen Dominanten und Devoten gelten im Normalfall die gleichen Regeln wie bei einem ersten Kennenlernen von Vanillas. Seien Sie höflich, selbst wenn Sie bereits nach den ersten Minuten merken, dass es nicht zu einem zweiten Treffen kommen wird. Auch der andere Partner hat seinen Mut zusammengenommen und ist zu diesem Date erschienen. Honorieren Sie das zumindest mit einer Tasse Kaffee. Danach können Sie Ihrer Chat-Bekanntschaft auf nette Weise erklären, dass Sie sich unter dem Treffen etwas anderes vorgestellt haben.

Zum weiten Feld der Etikette gehört auch das Verhalten, wenn das Fremdbild nicht zum Selbstbild Ihres Date-Partners passt. Was meine ich damit?

Nun, es gibt Menschen, die im Internet, in Chats oder Zeitungsannoncen nicht bewusst falsche Angaben machen. Ja, sicher, werden Sie jetzt vielleicht denken und spöttisch den Kopf schütteln, nicht bewusst - von wegen. Aber ich meine das ganz ernst.

Ich versuche, es Ihnen mit zwei Beispielen zu erklären:

Sie erinnern sich noch an Philipp von unserem BDSM-Stammtisch? Bevor er seine Daniela kennen gelernt hatte, war er oft in Chats unterwegs. Damals hatten die besuchten Foren noch keinen BDSM-Bezug und Philipp war sich auch noch nicht bewusst, dass er dominante Damen bevorzugt. Auf jeden Fall lernte er im Netz eine Userin mit dem Nickname *ZartesReh25* kennen, die beiden tauschten erste Höflichkeiten aus und nach einem Profilbesuch wusste Philipp, dass *ZartesReh25* 25 Jahre alt und blond war, mit einer kurvigen Figur - kurz: seine Traumfrau.

Als sich die beiden jedoch persönlich trafen, stellte sich heraus, dass *ZartesReh25* zwar wirklich 25 Jahre alt und eine Blondine war, allerdings war sie mit Kleidergröße 52 nicht ganz so zart, wie ihr Nick vermuten ließ.

Wie das, fragen Sie sich vielleicht. Böswillige Täuschung? Dreiste Lüge? Einige von Ihnen sehe ich bereits in gerechtem Zorn empört nicken. Bevor Sie *ZartesReh25* nun jedoch als gemeine Lügnerin verdammen, sollten Sie bedenken, dass "kurvig" eine Beschreibung ist, die reichlich Raum für Interpretationen lässt. Während Philipp sich die entsprechenden Kurven ausschließlich an Oberweite und Hüfte erhofft hatte, meinte *ZartesReh25* auch all die anderen. Und wer beschreibt sich schon selbst gern als "mollig" oder "füllig"?

Sie werden jetzt vielleicht den Kopf schütteln und trotzdem eine Vorspiegelung falscher Tatsachen vermuten, aber Fakt ist, dass Fremd- und Selbstbild manchmal vollkommen unterschiedlich sein können.

In einem solchen Fall könnten Sie sich natürlich wie die Axt im Walde benehmen und *ZartesReh25* auf Ihre doch eher im geringen Maße vorhandene Zartheit hinweisen. Aber damit Sie weder sich noch sie glücklicher. Also beweisen Sie Charme, trinken Sie mit *ZartesReh25* einen Kaffee und gehen Sie danach wieder Ihrer Wege.

Der ein oder andere wird sich nun vielleicht fragen, warum sich Philipp überhaupt zu *ZartesReh25* an den Tisch gesetzt hat. Schließlich hätte man ja bereits von Weitem sehen können, dass das erwartete zarte Wesen etwas kräftiger gebaut war. Aber liebe Leserin, lieber Leser, wie würden Sie sich fühlen, wenn Sie auf Ihr Blind Date warten und der ersehnte Herr oder die ersehnte Dame lässt sich nicht blicken?

Ja, ich höre Sie schon murren - mir fällt das Reden leicht, ich stecke schließlich nicht in Ihrer Situation, sondern nur in Ihrem Buch. Doch ich kann Ihnen versichern, dass auch ich statt meines Traumprinzen so manches Mal der einen oder anderen Kröte gegenüberstand. Und ich gebe sogar offen zu, dass ich manchmal überlegte, einfach die Beine in die Hand zu nehmen.

Vor ein paar Jahren verabredete ich mich mit einer Chat-Bekanntschaft, die den Nickname *Karl_der_Große* trug.

Das Profil:

Pseudonym:	Karl_der_Große
Geschlecht:	MÄNNLICH
Größe:	187 Zentimeter
Gewicht:	80 Kilogramm
sex.Orient.:	DOMINANT
Familienstand:	SINGLE

Sieht doch auf den ersten Blick ganz nett aus, oder? Ja, vor allem die devoten Damen unter Ihnen sehe ich leicht nicken. Als es zu dem Blind Date kam, stellte sich *Karl_der_Große* jedoch als *Karl_der_nicht_ganz_so_Große* heraus, denn statt des erhofften Traummanns begrüßte mich wild winkend ein schmächtiges Kerlchen, das die Größe von 187 Zentimetern nur mit Absatzschuhen erreichte und eine geradezu erstickende Wolke Rasierwasser nach sich zog.

Und ja, auf seine Frage: "*Bist du Cara?*", hatte ich kurz die Antwort: "*Auf keinen Fall!*" auf der Zunge. Aber immerhin war er eine weite Strecke bis zu dem Treffpunkt gefahren, also gebot es der Anstand, wenigstens einen Kaffee zusammen zu trinken.

Fazit:

Wenn Sie Ihr Date zum ersten Mal sehen und es entspricht bereits vom Äußerlichen her nicht Ihren Vorstellungen, verschwinden Sie nicht einfach wieder. Das zeugt nicht unbedingt von guten Manieren. Auch hier sollte wenigstens eine Tasse Kaffee drin sein, denn Sie wollen schließlich nicht die Gefühle Ihres Chat-Partners oder ihrer Chat-Partnerin verletzen.

Natürlich kann der Fall auch genau anders herum sein und Ihr Date bemerkt, dass Sie ihm äußerlich oder charakterlich nicht gefallen. Manchmal können es auch nur Kleinigkeiten sein, die die Chemie zerstören.

Ich hatte ein ähnliches Erlebnis bei meinem ersten Treffen mit einem dominanten Mann, den ich in einem BDSM-Chat kennen gelernt hatte. Wir hatten uns bereits oberflächlich ausgetauscht, sodass er von mir wusste, dass ich der schreibenden Zunft angehöre und ich wusste, dass er als Leutnant bei der Bundeswehr arbeitete. Wir trafen uns in einem Straßencafé und waren uns auch relativ sympathisch.

Zu dieser Zeit rauchte ich noch und steckte mir nach dem Kaffee eine Zigarette an. Bei strahlendem Sonnenschein und frischer Luft sollte das ja kein Problem sein. Doch ich merkte recht schnell, dass bei meinem Date und mir plötzlich die Luft raus war. Wir unterhielten uns zwar weiterhin, doch das Geplänkel ging zunehmend in Smalltalk über. Als er mich zu meinem Auto begleitete, fragte ich, warum er das Interesse verloren hatte. Seine Antwort erstaunte mich:

"Als Leutnant bin ich Disziplin gewöhnt und erwarte diese auch von meiner zukünftigen Sub. Wenn du schon rauchen musst, hättest du wenigstens vorher fragen können, ob es mich stört."

Sie sehen, es gibt verschiedene Gründe, warum es bei dem ersten Kennenlernen nicht funkt. Dann gehen Sie eben wieder allein nach Hause und suchen weiter. Sollte dieser oder ein ähnlicher Fall also eintreffen, sein Sie nicht beleidigt. Auch wenn das Date nicht nach Ihrem Wunsch verläuft - haken Sie es ab. Eine nachträgliche Beschimpfung am Telefon oder gar eine gepfefferte Mail im Chat bringen beiden Seiten nichts, auch wenn Sie sich vielleicht kurzfristig besser fühlen. Im Nachhinein könnte Ihnen die unbeherrschte Reaktion peinlich sein.

5. Machen Sie sich nicht abhängig

Vielleicht fragen Sie sich, was ich mit diesem Satz meinen könnte. Schließlich ist es schwer, von einem Menschen, den man noch gar nicht kennt, emotional abhängig zu werden. Doch ich spreche auch nicht von emotionaler Abhängigkeit, sondern schlicht und ergreifend von der Mobilität. Ja, ich sehe, dass Sie mich verstehen.

Sorgen Sie am besten dafür, dass Sie selbst mobil sind. Das bedeutet, dass Sie lieber mit dem eigenen Auto fahren, als sich von Ihrem Date abholen zu lassen. Denn stellen Sie sich vor, das Kennenlernen endet in einem Desaster. Vielleicht sind Sie sich unsympathisch oder es kommt zu einer Meinungsverschiedenheit. Möchten Sie dann die gemeinsame Heimfahrt in eisigem Schweigen antreten? Oder schlimmer noch, am Ort des Treffens zurückgelassen zu werden?

Sie glauben nicht, dass etwas Derartiges geschehen kann oder hegen Zweifel, dass Ihr Date Sie mitten in der Pampa stehen lässt? Schütteln Sie nun den Kopf und beteuern, Sie würden nicht einmal auf die Idee kommen - dann Hut ab, denn Sie sind ein anständiger Mensch. Aber leider gibt es auch Zeitgenossen, die weniger rücksichtsvoll sind. So bestätigte es mir meine Freundin Mandy, die bereits mehr als einmal in diesen Seiten Erwähnung gefunden hat. Lange vor ihrem ersten Date mit Sebastian stand bei ihr ein Treffen mit einer anderen Chat-Bekanntschaft an. Dieser holte sie zu einem romantischen Picknick im Freien ab. Es stellte sich heraus, dass "im Freien" keine idyllische Waldlichtung, sondern eine schmuddelige Parkbank in der nächsten Großstadt war, während das Picknick aus einer Tüte Chips und einer Flasche Schnaps bestand, die er ihr mit den Worten: "*Willste auch*?" unter die Nase hielt.

Unter Romantik stellt man sich landläufig etwas anderes vor, finden Sie nicht auch? Jedenfalls machte Mandy ihrem Ärger Luft ... und fand sich keine zehn Minuten mutterseelenallein auf der ihr unbekannten Parkbank in der ihr unbekannten Stadt wieder. Zum einen ist das ärgerlich, zum anderen arg umständlich. Ohne ihr Handy und einen bereitwilligen Abholservice hätte sie wohl zum nächsten Bahnhof stöckeln müssen. Und vor allem die Damen wissen, dass frau zu einem ersten Date nicht die bequemsten, sondern die schicksten Schuhe anzieht, die dann auch gern mal für schmerzende Füße sorgen.

Also fahren Sie besser mit Ihrem eigenen Wagen. Besitzen Sie kein Auto oder Sie wollen aus einem anderen Grund nicht selbst fahren - beispielsweise weil Sie in einer Bar gern ein Bierchen oder einen Wein trinken - wählen Sie alternativ die öffentlichen Verkehrsmittel. Bus und Bahn überzeugen in der heutigen Zeit mit zahlreichen Spar-Angeboten. Zudem ist das Streckennetz so gut ausgebaut, dass Sie jeden Ort problemlos erreichen, sofern es sich nicht um ein winziges Nest mitten im Nirgendwo handelt. Über das Internet können Sie sich über die entsprechenden Verbindungen kundig machen. Sagt Ihnen Ihr Date dann nicht zu, können Sie sich nach einer Anstands-Stunde verabschieden und sich auf den Heimweg machen, ohne um eine Mitfahrgelegenheit bitten zu müssen.

Sie wissen nun:

* Öffentliche Plätze bieten die nötige Sicherheit.
* Der Heimvorteil ist nicht zu unterschätzen.
* Lack und Leder sind auch bei BDSMlern nicht Pflicht.
* Natürlichkeit währt am längsten.
* Die Anstands-Stunde gehört zum guten Ton.
* Bleiben Sie mobil.

Auch nach mehreren Blind Dates kann es sein, dass der richtige Partner oder die optimale Partnerin noch nicht dabei war. Verlieren Sie die Lust daran, in die Wundertüte zu greifen und statt dem erhofften Traumprinzen oder der Traumprinzessin Frösche herauszuziehen, dann verzweifeln Sie nicht. Was halten Sie davon, selbst auf die Großwildjagd zu gehen? Doch statt Löwen und Tigern jagen Sie nach dem perfekten Gegenstück für Ihre Bedürfnisse.

Fragen Sie sich jetzt: Aber wo sind denn nun die ganzen Doms und Subs? Ich verrate es Ihnen im folgenden Kapitel.

Teil III

Gleichgesinnte im realen Leben finden

In der freien Wildbahn: Der Traumpartner aus dem Real Life

Natürlich laufen potenzielle BDSM-affine Partner nicht einfach in Rudeln durch die Straßen. Doch werfen Sie als neuer Groß-wildjäger oder neue Großwildjägerin die Flinte nicht sofort ins Korn.

Sie erinnern sich - im Internet angelt man sich den passenden Partner mit den richtigen Ködern. In der freien Wildbahn müs-sen Sie wissen, wo Sie Ihren Traummann oder Ihre Traumfrau am besten aufspüren. Sich in ein Café zu setzen und nach dem BDSMler Ihrer Träume Ausschau zu halten, ist nur in den seltensten Fällen eine zufriedenstellende Lösung. Denn - wie ein Bekannter von unserem BDSM-Stammtisch einmal sagte - so richtige BDSMler gibt es doch gar nicht. Wie?, werden Sie sich jetzt vielleicht denken. Ein ganzes Buch zu dem Thema, wie ich meine Neigung meinem Partner mitteile und nun die Aussage, dass es BDSMler gar nicht gibt? Aber bedenken Sie Folgendes: Ich meine nicht, dass BDSMler nicht existieren, aber haben Sie jemals einen anderen Menschen auf der Straße getroffen und ihm bereits an der Nasenspitze ansehen können, dass er zu den Liebhabern von Sadomaso und Co. gehört? Wohl eher nicht. Das liegt daran, dass sich nur die wenigsten Dominanten und Devoten in der Öffentlichkeit als BDSM-affin outen. An der Kasse im Supermarkt oder im Warte-zimmer beim Arzt würde es doch zu viele neugierige Blicke provozieren, wenn die Domina mit ihrer Lederkorsage und den Overknee-Stiefeln herumlaufen würde. Ebenso seltsame Blicke erntet ein Sub, der mit Halsband und Ledermaske durch die Gegend läuft.

Demnach wird es Ihnen in den meisten Fällen nicht gelingen, einen potenziellen dominanten oder devoten Partner auf Anhieb auszumachen. Vielleicht werden einige von Ihnen nun einwenden: Moment, eine dominante oder devote Persönlichkeit erkennt man doch auch im normalen Leben. Dominante Menschen haben einen offenen Blick und sind nicht auf den Mund gefallen, während devote schüchtern die Lider niederschlagen und kaum ein Wort herausbringen. Aber, lieber Leser, liebe Leserin, sollten Sie das wirklich denken, haben Sie vermutlich noch nicht viele Menschen aus der Szene kennen gelernt. Natürlich gibt es devote Spielpartner, die auch im wahren Leben lieber den passiven Part übernehmen und gern einem führenden Part folgen. Das kann sein, muss es aber definitiv nicht.

Zahlreiche Submissive zeigen sich im realen Leben als gestandene Persönlichkeiten, die kein Blatt vor den Mund nehmen. Oftmals hat der Sub, der unter der Gerte erregt stöhnt und sich verbal demütigen lässt, eine Führungsposition, in der er sich keine Schwächen erlauben kann. Andersherum zeigt sich die strenge Herrin, die mit Vorliebe vorlaute Sklaven quält, im Alltag als zurückhaltende Persönlichkeit, die kein Wässerchen trüben kann.

Denken Sie immer daran, dass eine dominante oder devote Neigung nicht immer eine Lebenseinstellung, sondern oftmals ausschließlich eine sexuelle Komponente darstellt. Zweifeln Sie noch immer daran, erzähle ich Ihnen von Carolin. Sie erinnern sich an meine Bekannte vom Stammtisch, die zusammen mit ihrem Partner Thomas bei jedem BDSM-Neuling eine kleine Show abzieht? Nun, Carolin gehört zu den rehäugigen Sklavinnen, die mit ihrer zierlichen Statur und ihrem schüchternen Lächeln jeden Dominanten verzaubern. Würden Sie sie das erste Mal in ihrem niedlichen Lolita-Subbie-Outfit sehen, würden Sie wohl nicht erraten, mit welchem Beruf sie ihren Lebensunterhalt verdient. Denn Carolin ist eine knallharte Polizistin, deren Schüchternheit im Alltag wie weggeblasen erscheint. Ich behaupte einfach mal, wer sie im realen Leben wie eine unterwürfige Sub behandelt, landet schneller hinten im Streifenwagen als ihm lieb sein kann. Sie verstehen, was ich damit ausdrücken will? Die sexuelle Neigung kann zwar etwas mit dem Charakter und der Persönlichkeit zu tun haben, dies muss aber nicht der Fall sein.

Dominant und devot - wie flirten Sie richtig?

Einen BDSMler anzuflirten gestaltet sich schwieriger als das erste Kennenlernen mit einem Vanilla. Diese These stellte ein angeblicher Experte in einem Interview mit einer Klatschzeitung auf. Und natürlich ist sie vollkommener Quatsch.

Sie wissen, eine Frau bleibt immer eine Frau - ob sie nun dominant oder devot veranlagt ist. Ebenso bleibt das Flirtverhalten von Herren und Sklaven immer eines: typisch männlich.

Daher zerbrechen Sie sich nicht den Kopf, wie Sie Ihren Traumpartner oder Ihre Traumpartnerin "standesgemäß" ansprechen. Überzeugen Sie sich lieber davon, wie es um Ihre Flirtkünste an sich steht. Speziell nach längeren Beziehungen zeigen sich diese etwas eingerostet und ein kleiner Auffrischungskurs kann nicht schaden.

Darum stellen wir uns die Frage: Wie flirten Sie richtig?

Fakt ist, Männer und Frauen tendieren zu unterschiedlichen Flirttechniken und flirten aus diesem Grund oftmals aneinander vorbei. Das schöne Geschlecht signalisiert mit vorsichtigen Gesten die Paarungsbereitschaft, während der Mann den direkten Weg bevorzugt. Prallen beide Varianten aufeinander, endet es in vielen Fällen so, dass sich die Dame von der als aggressiv empfundenen Art des Mannes zurückzieht und der Herr die Körpersprache seiner Flirtpartnerin missversteht.

Hierbei spielt es keine Rolle, ob die betreffenden Personen über eine dominante oder devote Neigung verfügen. Ebenso nebensächlich sind in diesem Zusammenhang die jeweils bevorzugten Spielpraktiken.

Merken Sie sich am besten, dass es bei einem Flirt ausschließlich um das typisch Männliche und das typisch Weibliche geht.

Moment, Moment - blättern Sie nicht einfach vor, weil Sie denken, bei der Partnersuche im BDSM-Bereich erhält das Flirten nur eine untergeordnete Rolle. Denn genau in diesem Punkt könnten Sie sich stark irren und Ihre Chance, Ihren Traumpartner oder Ihre Traumpartnerin zu bekommen, vertun.

Denn auch die tabuloseste Sklavin wendet sich empört ab, wenn Sie ihr zweideutige Angebote unterbreiten, anstatt höflich und charmant mit ihr zu flirten. Betrachten Sie einen Flirt daher als ein Spiel - und in diesem Spiel geht es darum, das andere Geschlecht mit dem ersten Eindruck zu beeindrucken.

Es heißt Lady´s first, darum beginnen wir mit dem Flirtverhalten der Damenwelt. Ob Sie nun die strenge Domina oder die scheue Sub treffen - jede Frau erwartet von ihrem Gegenüber

Achtung. Natürlich kann es sein, dass dominante Frauen forscher auf einen Flirt reagieren oder dass sich die devoten Damen vorerst zieren. Aber erwarten Sie dieses Verhalten nicht zwingend. Denn - ja, es tut mir leid Sie mit Plattitüden langweilen zu müssen, aber so ist es nun mal - jede Frau ist anders.

Trotz dieser Andersartigkeit haben flirtende Frauen eines gemeinsam: Sie verlassen sich bei dem Flirt häufiger auf ihre Körpersprache. Dominante und devote Frauen machen ebenso wie Vanillas die Herren der Schöpfung mit Gesten auf sich und ihre Flirtbereitschaft aufmerksam. Deutliche Signale sind dabei beispielsweise:

* das Zurückwerfen der Haare
* das Nesteln an der Kleidung
* ein verführerischer Blick
* ein scheues Lächeln
* das Benetzen der Lippen
* ein insgesamt etwas verspielteres Verhalten

Der anvisierte Mann interpretiert diese Gesten und Verhaltensweisen jedoch nicht als Flirtaufforderung. Er hält sich zurück, bis die Dame ihre Versuche aufgibt. In diesem Fall ist der sich anbahnende Flirt gescheitert. Besonders die dominanten und devoten Herren werden nun den Kopf schütteln und sich fragen, warum das schöne Geschlecht nonverbale Signale versendet, die man(n) nicht versteht.

Die Antwort ist denkbar einfach. Frauen flirten vorsichtiger, weil sie Angst vor einer Zurückweisung haben und fürchten, sich bei einem offenen Flirt stärker zu blamieren.

Dem subtilen Flirtversuch der Frau steht die direkte Flirtattacke des Mannes gegenüber. Von Natur aus sind Männer geradeheraus. Doms, Switcher oder Subs verstehen sich besser darauf, die Traumfrau deutlich anzusprechen. Da auch Männer sich nicht blamieren wollen, legen sie sich den geeigneten Spruch lang zurecht. Das birgt natürlich die Gefahr, dass die anvisierte Flirtpartnerin sich bereits enttäuscht abgewendet hat.

Zudem sind die Herren der Schöpfung viel schüchterner als Sie gemeinhin glauben. Laut der Studie einer Zeitschrift für Singles trauen sich nur 49 Prozent der Herren, die Damen ihrer Wahl auch anzusprechen. Im Umkehrschluss bedeutet das, dass 51 Prozent stumm bleiben und die Gelegenheit an sich vorbeiziehen lassen. Aber warum ist das so?

Viele Männer bemerken einfach, dass eine direkte Ansprache die Damenwelt einschüchtert. Das muss nicht einmal an dem hervorgebrachten Flirtspruch oder der Art und Weise der Annäherung liegen. Hierbei steht die unterschiedliche Kommunikation im Mittelpunkt. Männer sind im Allgemeinen sachlicher und geradliniger als ihre Flirtpartnerinnen. Ein Mann - dominant oder devot - bezieht sich eher auf Fakten denn auf nonverbale Signale. Im Grunde handelt es sich bei einem zu direkten Flirtversuch um eine Art Machtdemonstration. Ganz nach dem Motto: Schau her, ich traue mich, dich anzusprechen. Auf die Dame wirkt die Annäherung oftmals zu offensiv. Während sie sich bei einem Flirtpartner, der kein Wort herausbringt, aus Enttäuschung abwendet, zieht sie sich nun aus Vorsicht zurück.

Ja, ich verstehe, wenn Sie nun ratlos die Hände über dem Kopf zusammenschlagen. Das andere Geschlecht kann schon sehr verwirrend sein. Männer machen bei einem Flirtversuch einen Handlungsbedarf deutlich, beispielsweise durch die Frage:

"Wollen wir etwas zusammen trinken gehen?"

oder das plumpere

"Zu mir oder zu dir?"

Oftmals machen Frauen die Schotten bei diesen Fragen dicht, weil sie sich bedrängt fühlen. Andersherum verwirren die Damen ihre Flirtpartner aufgrund nonverbaler Gesten. Dieses vorsichtige Verhalten verunsichert den Mann, weil er es einfach nicht interpretieren kann.

Wie aber gelingt es Ihnen einen Ton zu treffen, der auf beiden Seiten auf Anklang stößt? Zum einen sollten Männer sich nicht vor einer direkten Ansprache fürchten. Auch wenn es einfacher erscheint, auf die rehäugige Sub zuzugehen als auf die erhaben wirkende Herrin müssen Sie über Ihren Schatten springen, um an Ihr Ziel zu gelangen. Aber springen Sie nicht zu weit, sonst landen Sie im Fettnäpfchen. Eine offene Frage wie:

"Sehen wir uns mal wieder?",

wirkt längst nicht so einschüchternd wie eine Aufforderung. Achten Sie besonders auf die Körpersprache Ihrer Flirtpartnerin, damit eine harmonische Unterhaltung entstehen kann.

Für die Damen gilt - weisen Sie den Dom oder Sub, der den Mut gefasst hat, Sie anzusprechen nicht gleich ab, weil Ihnen der Flirtspruch nicht gefällt. Handelt es sich um eine platte Anmache, müssen Sie nicht darauf reagieren, doch achten Sie genau auf die Zwischentöne. Ansonsten geht Ihnen vielleicht eine nette Bekanntschaft durch die Lappen. Haben Sie Interesse an Ihrem Flirtpartner, sagen Sie es ihm ruhig. Auch wenn Sie zahlreiche Zeichen geben, heißt das schließlich nicht, dass diese auch wahrgenommen werden. Um Missverständnisse gar nicht erst aufkommen zu lassen, schenken Sie sich gegenseitig Aufmerksamkeit. Dann merken Sie schnell, ob knisternd die Funken fliegen oder es bei einem lauwarmen Glimmen bleibt.

<u>Übrigens:</u>

Beide Flirtpartner sollten es tunlichst vermeiden, bei ihren Flirtversuchen zu sehr in die Offensive zu gehen. Zu direkte Zeichen können von dem Gegenüber in einigen Fällen völlig falsch gedeutet werden. Als ich ganz neu in der BDSM-Szene war, traf ich mich mit Chat-Bekanntschaften immer in ein und derselben Szenebar. Mein damaliger Dom in spe hieß Martin und war eigentlich Switcher, tendierte aber mehr zu der dominanten Rolle. Jedenfalls hatte Martin mir einmal im Chat verraten, dass es ihn erregt, wenn eine Frau sich über die Lippen leckt. Wie gesagt begann ich zu diesem Zeitpunkt erst, meine Neigung zu erforschen und Erfahrungen bei Blind Dates zu sammeln. Da war ich über jeden Tipp erfreut und klammerte mich daran wie an einen Rettungsanker.

Während wir nun in der Szenebar saßen und zusammen Kaffee tranken, befeuchtete ich mir so oft wie möglich die Lippen mit der Zunge. Irgendwann stupste mein Begleiter mich an und fragte: "*Sag mal, hast du den Tick schon lange oder machst du das nur, weil du nervös bist?*" Hochrot und peinlich berührt klärte ich das Missverständnis auf. In den darauffolgenden Treffen vermied ich dieses Zungen-Spielchen, aus der Beziehung wurde letztendlich aber trotzdem nichts.

Halten Sie sich am besten an die Devise: Weniger ist mehr. Damit steigern Sie sich nicht unnötig in die typische Nervosität bei dem ersten Date und genießen mit Ihrem potenziellen Traumpartner oder Ihrer Traumpartnerin ein paar entspannte Stunden.

Fassen wir die Flirttipps noch einmal zusammen:

- Betrachten Sie Ihr Gegenüber vorrangig als Person, erst danach als potenziellen dominanten oder devoten Sexualpartner!
- Beachten Sie beim Flirten die Körpersprache Ihres Gegenübers.
- Gehen Sie nicht zu offensiv beim Flirten vor.
- Schenken Sie Ihrem Gegenüber Aufmerksamkeit, um Missverständnisse zu vermeiden.

Der BDSMler in der freien Wildbahn

Sie wissen nun also, wie Sie Ihren Traumpartner oder Ihre Traumpartnerin am besten anflirten können. Doch nun stellt sich noch immer die Frage. Wo müssen Sie sich als Großwildjäger oder Großwildjägerin hinwenden, um ihre dominante oder devote Beute zu erlegen?

Ein beliebter Treffpunkt bekennender BDSMler sind Szene-bars- und Clubs. Im Internet informieren Sie sich am besten über entsprechende Angebote in Ihrer Umgebung. Die sorgfältige Recherche vor dem ersten Besuch sorgt dafür, dass Sie nicht in eine Szenerie hineinstolpern, die Ihnen nicht zusagt. Beispielsweise gibt es Clubs für Fetischliebhaber, in denen gewisse Dresscodes gelten. Gefällt es Ihnen nicht, sich in Latex oder Gummi zu hüllen, sollten Sie diese Etablissements am besten meiden. In den meisten BDSM-Clubs geht es jedoch sehr tolerant zu, sodass Sie auch mit legerer Kleidung nicht auffallen.

Über die wöchentlich oder monatlich stattfindenden Stammti-sche in den Clubs haben wir in einem vorherigen Kapitel bereits gesprochen. Auch hier gilt - wie Sie sich bestimmt noch erinnern - verstellen Sie sich nicht, sondern zeigen Sie Ihre dominante oder devote Leidenschaft als Teil Ihrer Persönlich-keit.

Ein typischer BDSM-Club teilt sich in der Regel in zwei Berei-che. Im vorderen Teil finden Stammtische und dergleichen statt. Das heißt, hier gibt es die Möglichkeiten, sich nett zu unterhalten, zusammen zu trinken oder neue Leute kennen zu lernen. Wer auf Tuchfühlung gehen möchte, findet in den Separees oder den hinteren Räumen - ich nenne Sie einfach mal Spielzimmer - bereitwillige Partner und abhängig von der Art des Clubs eine umfassende Ausstattung. Natürlich existieren auch Etablissements, in denen es keine Unterteilung von Bar und Spielbereich gibt. In diesem Fall sind Sie sofort mitten-drin statt nur dabei. Surfen Sie einfach ein wenig im Netz, um sich über geeignete Lokalitäten kundig zu machen. Dann bleiben Ihnen auch böse Überraschungen erspart.

In einer Vielzahl von Szeneclubs und Bars finden in regelmäßigen oder sporadischen Abständen sogenannte Play-Partys statt.

Bei einer Play-Party handelt es sich, wenn wir uns an die genaue Übersetzung halten, um ein Ereignis, bei dem Gleichgesinnte sich miteinander auf erotische Weise beschäftigen können. Im BDSM-Bereich haben die Teilnehmer demnach Interesse an Domination, Submission, Bondage und Co. Die Mottos variieren von klassischen SM-Szenerien bis zu exotischen Fetischpartys. Die Veranstaltungen orientieren sich beispielsweise an den Leitgedanken:

* Glamour-BDSM (eine Party, in der ein edles Outfit mit einem raffinierten Bezug zu der Szene gefragt ist)
* Goth-Chick
* Lasziv in Lack
* PetPlay-Party
* Only-High-Heels

Zudem existieren Partys, bei denen der Dresscode ausschließlich für den devoten Part gilt. Bei dem Motto "Angeleint" erhalten die männlichen und weiblichen Subs Halsband und Leine, an der die Dominanten ihren Favoriten bei beiderseitigem Gefallen abführen können. Hierbei würde es schließlich der dominanten Rolle widersprechen, wenn sich Doms und Herrinnen ebenfalls anleinen würden. Ähnlich verhält es sich mit dem Motto einer Play-Party, die ich einmal mit einer Freundin besucht hatte. Hier hieß es schlicht und ergreifend "Plugged", was so viel bedeutet wie das entsprechende Spielzeug, den Butt-Plug, bei der Party zu tragen. Bevor Sie sich nun fragen, wie die Veranstalter kontrollieren wollen, ob sich auch alle Devoten brav an die Verordnung halten - ja, es gibt durchaus Partys, bei denen dies kontrolliert wird. Wer sich nicht an den Dresscode hält, scheitert dann bereits am Einlass.

Die meisten Play-Partys finden in speziell auf den Anlass der Veranstaltung angepassten Anlagen statt. Bei einer Bondage-Party achten die Organisatoren also darauf, dass die submissiven Partner angebunden und gefesselt werden können. Accessoires wie Peitschen und Gerten bringen die Besucher bei Bedarf selbst mit. Dabei gibt es natürlich Regeln und Beschränkungen, an die sich die Gäste halten müssen. Denken Sie daran: Nein heißt Nein und das ändert sich auch nicht, wenn der potenzielle Spielpartner wortwörtlich in den Seilen hängt. Um für die nötige Sicherheit zu sorgen, gibt es entsprechendes Personal, sodass sexuelle Übergriffe hier seltener stattfinden als auf gewöhnlichen Partys.

Bei den Spielpartys spielt Sex mit seinen verschiedenen Facetten eine tragende Rolle. Daher gilt eine sexuelle Belästigung als großer Affront, der weder von den Mitgliedern der Szene, noch von den Veranstaltern hingenommen wird. Die Folge für dieses Fehlverhalten ist der sofortige Rauswurf. Denn immerhin geht die offene Atmosphäre bei einer Play-Party auch mit einer größeren Verletzlichkeit der Akteure einher. Wie wir bereits am Anfang des Buches festgestellt haben, erfordert es eine Menge Mut, die eigene Leidenschaft zu akzeptieren und sie nach außen hin zu zeigen. Deshalb ist die Sicherheit der Partygäste bei einer solchen Veranstaltung das A und O.

Es gehört zum guten Ton, sich bei dem Besuch einer Play-Party an die geforderte Kleiderordnung zu halten. Stellen Sie sich vor, Sie besuchen eine Party, die unter dem Motto "Lack und Leder" stattfinden soll und Sie begegnen einem Gast mit Bermuda-Shorts und Badelatschen. Die Stimmung, die die Organisatoren erreichen wollen, ist damit so gut wie zerstört. Wenn Sie also eine derartige Veranstaltung besuchen möchten, informieren Sie sich im Vorfeld über das Motto und besorgen sich die entsprechende Garderobe. Und keine Sorge, Sie müssen selbstverständlich nicht im Lolita-Outfit oder mit Ledermaske bis zu dem Veranstaltungsort laufen. In den Clubs gibt es spezielle Umkleideräume, in denen Sie sich für die Party zurechtmachen können.

Play-Party heißt übrigens nicht zwingend, dass Sie mitspielen müssen oder andere zu einer gemeinsamen Session zwingen können. Auch hier greift eindeutig das SSC-Prinzip. Sie werden bei einem Besuch auch schnell feststellen, dass es viele Pärchen gibt, die öffentlich miteinander spielen, jedoch keinen Dritten integrieren wollen. Sie dürfen sich lediglich als Voyeur oder Voyeurin betätigen. Weiterhin gehört es zu den inakzeptablen Praktiken, jemanden ohne seine oder ihre Erlaubnis - beziehungsweise das Einverständnis des dominanten Parts - mit der Hand oder Spielzeugen zu berühren. Besuchen Sie selbst als devoter Gast eine Play-Party, können Sie sich natürlich einen dominanten Spielpartner suchen oder direkt einladen. Mit diesem sprechen Sie Ihre Tabus ab, sodass Sie sich während der Session vollkommen sicher fühlen können.

Bei einigen Veranstaltungen gibt es zudem Zulassungsbeschränkungen. Hier heißt es beispielsweise, dass zu der derzeitigen Party nur Paare und keine Single-Männer eingeladen werden. Wenn dies der Fall ist, ersparen Sie sich langwierige Diskussionen mit den Türstehern, sondern akzeptieren Sie die Regeln.

Swingen für Singles

Eine weitere Möglichkeit, einen dominanten oder devoten Partner zu finden, besteht in dem Besuch eines Swingerclubs. Um bei dem Bild von Jäger und Beute zu bleiben, kann man den Swingerclub getrost als "Wasserloch" bezeichnen, bei dem sich alle Arten sexuell aufgeschlossener Menschen zusammenfinden. Hier begegnen Sie nicht nur Liebhabern von Sadomaso, Bondage und verschiedenen Fetischen, sondern auch Vanillas, die sich nach einem prickelnden Erlebnis sehnen. Paare frischen in diesen Etablissements ihre Beziehungen auf und Freunde erleben hier neue Erfahrungen. Demnach sind Swingerclubs speziell für Einsteiger eine gute Alternative zu einer Play-Party.

Auch hier existieren Abende, die unter bestimmten Mottos laufen. So lernen Sie bei einem BDSM-Abend auf jeden Fall dominante und devote Spieler kennen. Die jeweiligen Veranstaltungen sowie die Clubs selbst stellen ihre Inhalte in das Internet, sodass Sie sich in aller Ruhe darüber informieren können. Ebenso finden Sie auf den Websites heraus, ob die Organisatoren freien Einlass gewähren, oder ob Sie eine kleine Eintrittsgebühr entrichten müssen. Oftmals geht es in einem Swingerclub übrigens wie in einer normalen Disco zu. Befinden sich bereits zu viele Single-Männer in der Lokalität, werden Sie als alleinstehender Mann vielleicht ebenfalls an der Tür abgewiesen, während das Frauentrio hinter Ihnen freundlich durchgewunken wird. Auch in diesem Fall sparen Sie sich unnötige Debatten, sondern probieren es zu einem anderen Zeitpunkt noch einmal. Verärgern Sie die Veranstalter einer Play-Party oder eines Swingerclubs nämlich zu sehr, landen Sie irgendwann auf der "Schwarzen Liste". Das bedeutet, Sie kommen in die entsprechenden Etablissements nicht mehr als Gast hinein - und da sich viele Veranstalter untereinander kennen, gilt dies vermutlich auch für zahlreiche weitere Clubs. Also steht auch bei den Clubbesuchen die Etikette im Vordergrund.

Sie sind nun in den Swingerclub hineingelangt. Gut und schön, aber wie geht es nun weiter? Schließlich laufen Sie als Mann nicht auf die nächstbeste Frau zu und fragen sie, ob sie mit Ihnen ausgehen möchte. Auch als Dame suchen Sie nicht bereits im Eingangsbereich nach Ihrem passenden Traummann. Versuchen Sie zunächst, die Atmosphäre im Club zu erspüren. Ja, das klingt in Ihren Ohren möglicherweise einen Tick zu esoterisch und Sie fragen sich gerade, ob Sie auch wirklich das richtige Buch in den Händen halten. Ja, das tun Sie, denn mit dem Spüren der Atmosphäre meine ich natürlich nicht, dass Sie sich in einen meditativen Zustand versetzen sollen, sondern dass Sie die anderen Gäste und deren Verhalten auf sich wirken lassen. Swingerclubs sind in der Regel von einer sehr offenen, freundlichen Atmosphäre geprägt. Schließlich haben viele Menschen hier dieselben Neigungen, sodass Sie sich unter Gleichgesinnten befinden. Wie bitte - Sie fragen, warum hier alle in Negligees und Boxershorts herumlaufen? Nun, Sie sind gerade in einem Swingerclub und hier ist man, um miteinander zu swingen. Ein erotisches Kleidchen für die Dame und bequeme Boxershorts für den Herrn stellen dabei die praktischsten Outfits dar. Sicherlich wird Ihnen hier, und da, ein Dom in festen Lederstiefeln oder eine Sub im Latex-Catsuit begegnen, aber dabei handelt es sich eher um die Ausnahme. Hier steht die Bequemlichkeit und natürlich die Offenherzigkeit im Vordergrund. Wer auf ein gemeinsames Abenteuer aus ist, möchte natürlich seine wichtigsten weiblichen oder männlichen Attribute schnell in "Griffweite" haben.

Der Dresscode in einem Swingerclub - wenn es sich nicht um einen Motto-Abend handelt - ist also oftmals leger. Natürlich sollten Sie sich schon ein wenig erotisch kleiden, schließlich entscheidet sich in diesem Etablissement auf den ersten Blick, ob Sie einen Spielpartner finden oder eben nicht. Aber Sie müssen sich mit Ihrer Garderobe nicht so viel Mühe geben wie beispielsweise auf einer Play-Party. Übrigens: Sind auf einer Spielparty Badelatschen geradezu verpönt, werden Sie dieses Schuhwerk in einem Swingerclub häufiger antreffen. Schlicht und ergreifend, weil die Schlappen bequem sind und sich schnell ausziehen lassen.

Spielpaare und Paarspiele

Nun haben wir die Kleiderordnung diskutiert und ich sehe, dass Sie bereits ungeduldig auf den Seitenrand tippen. Wann kommen wir nun endlich zu dem Thema, wie Sie in einem Swingerclub Ihren potenziellen Partner finden?

Direkt auf der Spielfläche treffen Sie zahlreiche Menschen, die sich auf erotische Art und Weise amüsieren. Darunter befinden sich natürlich auch dominante und devote Singles. Es kann selbstredend passieren, dass Sie sich auf Anhieb mit jemandem verstehen. Sie kommen ins Gespräch und wechseln von der Spielfläche in den Barbereich des Clubs. Sitzen Sie nun mit einem charmanten Gentlemen oder einer schönen Frau hier, achten Sie genau darauf, worauf Ihre Bekanntschaft abzielt. Denn innerhalb eines Swingerclubs teilt sich die Kundschaft in Spielpaare und tatsächliche Pärchen. Der Unterschied besteht dabei nicht nur bei dem Namen.

Ein richtiges Pärchen führt auch außerhalb des Clubs eine feste Beziehung. Vielleicht werden Sie dazu eingeladen, an ein paar erotischen Spielen teilzunehmen, aber mehr Hoffnungen brauchen Sie sich nicht zu machen. Bei Spielpaaren handelt es sich dagegen um Männer und Frauen, die den Swingerclub allein aufsuchen, um hier ihre Spielpartner zu finden. Entweder handelt es sich dabei um Singles oder um Menschen, die zwar in einer Beziehung leben, das Swingen aber eben nicht gemeinsam ausleben können.

Wollen Sie sicher sein, dass Sie in einem Swingerclub auf andere Singles treffen, melden Sie sich am besten zu einem Singleabend an. Bei der Veranstaltung haben ausschließlich Alleinstehende Zutritt, sodass Sie sich unter den Gästen nach Ihrem potenziellen Partner oder Ihrer Partnerin umschauen können. Besonders Mutige können natürlich auch gemeinsam die besondere Art der Erotik genießen, wenn der Funke bereits übergesprungen ist. Hierbei ist es unbedingt wichtig, dass Sie ein Kondom benutzen. Es empfiehlt sich, dass Männer und Frauen sich gleichermaßen mit dem Schutz ausrüsten, damit in jedem Fall ein Gummi zur Hand ist, wenn Sie sich vergnügen wollen. In seriösen Clubs bieten die Mitarbeiter die nötigen Utensilien bereits im Empfangsbereich an oder legen sie in den Spielräumen aus. Denn immerhin möchten sich auf der Spiel-wiese, die Sie möglicherweise gerade nutzen, später auch andere Pärchen austoben.

Alternative Treffpunkte für Doms und Subs

Von den Szeneclubs, den Play-Partys und den Swingerclubs haben wir nun schon gesprochen. Was fehlt noch in der langen Liste der potenziellen Jagdgebiete? Ihren Traumpartner oder die Traumpartnerin mit Peitsche oder Halsband finden Sie beispielsweise in einem Sexshop. Einige von Ihnen rümpfen nun vielleicht die Nase. Wer möchte sich schon in einem Sexshop herumtreiben und die anderen Käufer beäugen? Das wirkt doch irgendwie anrüchig. Nun ja, Sie sollten es gewiss vermeiden, hinter den Regalen hervor zu lugen. Aber auch in einem Orion-Shop oder der nächsten Beate-Uhse-Filiale hindert Sie nichts daran, mit einem Mann oder einer Frau, den oder die Sie sympathisch finden, in Kontakt zu treten. Wenn Sie sich nicht unbedingt zwischen Peitschen und Pornos unterhalten wollen, warten Sie einfach, bis der oder die Auserwählte den Shop verlässt. Über ein spontanes Kompliment freut sich jeder, daher haben Sie gute Chancen, Ihren Traumpartner oder Ihre Traumpartnerin auf diese Weise angenehm zu überraschen. Denken Sie einfach an die Flirtregeln zurück, schon können Sie mit Ihrem Charme punkten. Ich weiß, dass einige von Ihnen sich innerlich schütteln - ein Flirt im Sexshop, also bitte. Aber Sie können schließlich nichts verlieren, also nehmen Sie den Mut, den Sie für die Jagd ohnehin brauchen, zusammen und legen Sie los.

Stellen Sie es sich romantisch vor, Ihren Traumpartner in einem Kino zu treffen? In einem normalen Kino können Sie natürlich nicht wissen, ob sich die anderen Besucher ebenfalls für Ihre dominante oder devote Leidenschaft begeistern. Aber in einem Erotikkino finden Sie auf jeden Fall Gleichgesinnte.

Was ist ein Erotikkino?, fragen sich einige von Ihnen nun sicherlich. Bei einem Erotikkino - umgangssprachlich auch Sex- oder Pornokino genannt - handelt es sich um ein Kino, das meist Filme mit erotischen oder pornographischen Inhalten zeigt. In entsprechende Etablissements dürfen aus Jugendschutzgründen auch nur Erwachsene, sodass Sie sich keine Sorgen machen müssen, von neugierigen Jugendlichen mit Handykameras beäugt zu werden. Nun stellt sich natürlich die Frage, wie Sie in einem Erotikkino Ihren Traumpartner oder Ihre Traumpartnerin kennen lernen können. Denn wer geht schon allein in ein Kino, das meist bis ausschließlich Pornos zeigt? Doch ich möchte Ihnen die Hoffnung natürlich nicht zerstören. Auch in Erotikkinos gibt es Motto-Abende und Veranstaltungen, die sich direkt an Singles wenden. Speziell zu diesen Anlässen haben Sie die Chance, Gleichgesinnte zu treffen und Kontakte zu knüpfen. Jedoch sind Erotikkinos nur Etablissements für offenherzige Zeitgenossen. Stört es Sie, wenn Ihr Sitznachbar sich ungeniert neben Ihnen befriedigt, rate ich von einem Besuch dringend ab. Denn läuft ein guter Porno auf der Leinwand, geht es in dieser Art von Kino schon einmal heiß her. Wem das zu viel buntes Treiben - bitte entschuldigen Sie die Anspielung - ist, behält das Erotikkino vielleicht besser als prickelndes Abenteuer für ein späteres Date im Hinterkopf.

Eine Vielzahl von Erotikkinos befinden sich innerhalb von Swingerclubs oder in der Nähe von Sexshops. Jedoch gibt es auch Säle in traditionellen Kinos, die direkt für dieses Filmsegment reserviert sind. Informieren Sie sich am besten im Internet über einen Veranstaltungsort in Ihrer Nähe.

Ich serviere Ihnen die Fakten oftmals Schlag auf Schlag, das weiß ich. Damit Sie trotzdem den Überblick behalten können, kommt hier noch eine kleine Zusammenfassung. Ihren neuen Dom oder Sub in spe können Sie direkt im Real Life kennen lernen. Hierfür eignen sich spezielle Lokalitäten, wie Szene-Clubs, die Motto-Abende und Play-Partys veranstalten. Möchten Sie an einer dieser Veranstaltungen teilnehmen:

- Informieren Sie sich im Vorfeld über des Dresscode, sofern die Organisatoren einen solchen festgelegt haben.
- Fragen Sie nach dem Motto des Abends oder der Party und überlegen Sie, ob es Ihnen gefällt (schließlich gilt es als höchst unhöflich, zu einer Motto-Party zu erscheinen und sich nicht der Szene anzupassen).
- Nehmen Sie am besten Wechselkleidung mit, denn Sie wollen nach der Party sicherlich ohne Halsband, Overknees oder Petplay-Kostüm nach Hause (sind Sie in Straßenkleidung in dem entsprechenden Club erschienen, brauchen Sie natürlich keine Wechselkleidung, jedoch sollten Sie ein zusätzliches Paar Unterhosen beziehungsweise Höschen einpacken).

Wollen Sie mitswingen, denken Sie daran, dass:
- Sie nicht mitspielen müssen, wenn Sie nicht wollen
- Sie niemanden ohne seine oder ihre Erlaubnis anfassen oder zum Spielen "überreden" sollten
- Sie am besten leichte Kleidung und bequeme Schlappen einpacken
- Sie zwingend für Ihre Sicherheit und die der anderen Gäste sorgen (am besten natürlich in Form eines Kondoms)

Besuche in der Szene

Sie wissen nun, welche Orte Sie aufsuchen müssen, um Ihre dominante oder devote Beute ins Visier zu nehmen. Nun stellen Sie sich vor, Sie haben es in den Swingerclub oder auf die Play-Party geschafft - doch was nun? Natürlich greifen auch hier die Flirttipps, die Sie bereits in- und auswendig kennen.

Überblicken Sie die Menge und halten Sie nach einem Herrn oder einer Dame Ausschau, der oder die Ihnen besonders gefällt. Natürlich sollten Sie dabei darauf achten, dass Ihr Objekt der Begierde ebenfalls zu den einsamen Herzen gehört. Nichts ist peinlicher als ein schüchtern gestammelter Anmachspruch, den dann der eigentliche Partner der oder des Angebeteten unterbricht. Doch Sie sind ja nicht irgendein Single auf der Pirsch. Sie sind ein Großwildjäger, der genau weiß, wann es sich lohnt, die Beute zu reißen.

Aber auch aus Jägern können in einem solchen Club oder auf einer Party ganz schnell Gejagte werden. Damit Sie auch eine gute Figur machen, wenn Sie der oder die Angebetete sind und von einem hoffnungsfrohen Single angesprochen werden, sollten Sie wissen, wer Ihnen alles auf solchen Anlässen begegnen kann. Denn wie Sie und ich bereits aus langjähriger Erfahrung wissen, ist Single nicht gleich Single - und Sie suchen nicht das süße Betthupferl für zwischendurch, sondern das passende Gegenstück, das Sie nicht so leicht wieder hergeben.

Daher werde ich Ihnen erklären, welche Gattungen der verschiedenen BDSM-Spezies in dem großen Dating-Dschungel auf Sie zukommen könnten.

Dominante Jäger im Real Life

Beginnen wir einfach mit den dominanten Männern. Hier gibt es fünf Vertreter dieser Art, die Ihnen in meisten Fällen auf Partys und Clubs vor die Füße laufen können:

- der Poser
- der Gentledom
- der Strenge
- der Kumpelhafte
- und der Schüchterne

Die Begriffe an sich werden Ihnen womöglich nicht allzu viel sagen. Ja, einige von Ihnen sehe ich bereits hektisch in den Seiten blättern und sich fragen, was bitteschön ein Gentledom sein soll. Widmen wir uns am besten jedem dieser männlichen Doms, um die Eigenarten der jeweiligen Spezies genau unter die Lupe zu nehmen. Dabei kann ich gleich darauf hinweisen, dass Sie das nicht allzu genau nehmen müssen. Wie heißt es immer bei der Ziehung der Lottozahlen? Alle Angaben sind ohne Gewähr. Sollte sich der vermeintliche Sechser im Lotto doch als Niete erweisen, nehmen Sie es einfach mit Humor und schnallen Sie sich erneut die Jagdausrüstung an. Dann treffen Sie auch auf die folgenden Doms:

Der Poser

Den Poser werden Sie auf Partys und in Clubs schneller zu Gesicht bekommen als die anderen dominanten Herren. Denn der Poser will gesehen werden. In der Regel handelt es sich um Jungdoms - also Dominante, die ihre Neigung gerade erst erkannt haben - die den Umgang mit ihrer dominanten Leidenschaft noch erkunden. In den ersten Jahren in der BDSM-Szene fehlt es an Selbstsicherheit - auch das kennen Sie vielleicht noch aus eigener Erfahrung. Daher stellt der Poser seine Macht mit Vorliebe vor anderen zur Schau. Seine Kleidung verfügt über deutliche Attribute, die seinen Status als dominanten Part symbolisieren. Sie erkennen den Poser also schnell an zahlreichen Ketten, Nieten und ledernen Accessoires.

Der Poser weiß mit Worten und Gesten zu beeindrucken, daher sucht er sich bevorzugt unerfahrene Subs, die ihm mit großen Augen beeindruckt zuhören. Der Poser ist mit dem Mund schneller als mit der Hand - und Sie brauchen gar nicht zu grinsen, ich spiele auf keinen sexuellen Zusammenhang an - und spricht lieber über vermeintlich erbrachte Heldentaten aus seinem bisherigen BDSM-Leben als praktische Erfahrungen zu sammeln. Jedoch zeigt er sich sehr lernfähig, wenn ihn jemand anleitet und er es schafft, fünf Minuten die Klappe zu halten. Für den Poser eignen sich daher besonnene Subs mit einem reichlichen Erfahrungsschatz, von dem er ebenfalls profitieren kann. Zusammen können Sie sein gesamtes jugendliches Potenzial ausschöpfen, denn im Grunde ist der Poser zu allen Schandtaten bereit.

Der Gentledom

Schlagen Sie den Begriff Gentledom im Internet nach, fliegen Ihnen zunächst gefühlt zwanzig Links zu der Buchreihe Shades of Gray um den smarten Millionär um die Ohren. Danach folgen Pseudo-Fachartikel von angeblichen Experten, die jedoch nie einen Fuß in die BDSM-Szene gesetzt haben. Hätten sie es getan, wäre Ihnen der Gentledom leibhaftig über den Weg gelaufen.

Der Gentledom treibt sich nicht auf jeder Party herum, sondern sucht sich den Ort seines Amüsements sorgsam aus. Seine Kleidung zeugt in der Regel von schlichter Eleganz und einer klaren Linie. Dass die Begriffe Gentledom und Gentleman ein und denselben Wortstamm besitzen, kommt natürlich nicht von ungefähr. Denn der Gentledom ist ein zuvorkommender Dominanter, der seiner Autorität auf seriöse Weise Ausdruck verleiht. Ja, ja, speziell die renitenten Devoten unter Ihnen sehe ich bereits gähnen. Klingt todlangweilig, finden Sie? Aber vergessen Sie nicht, dass der Gentledom eben auch ein Dominanter ist. Strenge und Durchsetzungsvermögen im Schlafzimmer liegen ihm praktisch im Blut. Die Besonderheit des Gentledoms besteht jedoch in der Art und Weise seiner Beziehung zu dem devoten Part. Zwar spielt hierbei die Erziehung des Subs eine tragende Rolle, doch das Spiel zeugt stets von gegenseitiger Achtung und Niveau.

Dirty Talk werden Sie beim Gentledom wohl kaum zu hören bekommen. Daher eignet sich diese Gattung Dom für unerfahrene Subs, die sich in ihrer Rolle erst noch zurechtfinden müssen - und natürlich für den oder die Sub mit hohen Ansprüchen an den Partner. Sie wissen genau, was Sie wollen und unterwerfen sich nur einem Dominanten, der Ihnen das Wasser reichen kann? Dann passt der joviale Gentledom mit seinen tadellosen Manieren perfekt. Übrigens gehört auch der Gentledom zu den Jägern unter den BDSMlern, sodass er Sie finden wird, wenn Interesse besteht. Doch denken Sie daran, so gentlemanlike dieser Dominante auch wirken mag - bei einer frechen Antwort riskieren Sie auch hier einen Klaps, wenn Sie sich erst einmal in seinen Fängen befinden.

Wie bitte? Sie sind gerade über die Bezeichnung Dirty Talk gestolpert und fragen sich, um was es sich dabei handelt? Nun, **Dirty Talk** bedeutet übersetzt nichts anderes als schmutziges Gerede. Was Sie unter "schmutzig" verstehen, bleibt natürlich Ihnen überlassen. Ob Sie nun verruchte Begriffe oder versaute Spitznamen verwenden oder einfach nur Zweideutigkeiten in Ihr Gespräch einflechten - die Hauptsache ist, dass diese sexuelle - in diesem Fall vordergründig orale - Praktik eine erotisierende Stimmung erzeugt und für eine sexuelle Stimulation sorgt.

Dirty Talk lässt sich vor dem eigentlichen Akt verwenden, jedoch funktioniert das schlüpfrige Reden auch wunderbar bei Dates - sofern Sie es nicht gleich bei einem ersten Treffen verwenden - in Chats oder SMS.

Dirty Talk muss dabei nicht zwangsläufig auf herabsetzende Begriffe hinauslaufen, sondern zeigt sich auch als etwas deftigeres Liebesgeflüster. Ob Sie nun eine sexuelle Praktik direkt ansprechen oder Ihre Stimme nur anrüchig verstellen - Ihrer Fantasie sind hierbei keine Grenzen aufgelegt. Besonders beliebt ist Dirty Talk auch bei Telefongesprächen.

Nun fragen Sie sich vielleicht, wozu das "schmutzige Gerede" eigentlich gut ist. Zum einen sorgt Dirty Talk für eine erotische Stimmung, zum anderen hilft es Ihnen und Ihrem Partner in spe, Hemmungen abzubauen und die eigene Schamgrenze zu überschreiten. Eine Umfrage ergab, dass knapp 35 Prozent der deutschen Männer und Frauen Schwierigkeiten haben, ihre Partner über ihre sexuellen Wünsche zu informieren. Das führt schnell zu Unzufriedenheit im Bett, sodass die Laken irgendwann vielleicht kalt bleiben. Dagegen geben 45 Prozent der Deutschen an, dass sie Dirty Talk nutzen, um sich gegenseitig zu erregen. Speziell bei Rollenspielen kommt der Vorteil hinzu, dass Sie mit dieser erotisierenden Art zu sprechen, eine andere Facette Ihrer Persönlichkeit zeigen können.

Nun sind wir aber vom Thema abgekommen und widmen uns schnell wieder unseren unterschiedlichen Dom-Gattungen. Der nächste Vertreter in der BDSM-Szene ist ...

Der Strenge

Den Strengen erkennen Sie schnell anhand seines ernsten Wesens und der Autorität, die er wie ein Wappenschild mit sich herumträgt. Das Rollengefälle nimmt bei einer Session mit dem Strengen höchste Priorität ein. Niemals fällt ein strenger Dominanter aus seiner Rolle, lässt sich duzen oder verfällt selbst in die vertraute Tonart. Gerade bei dem ersten Kontakt wird Ihnen der Strenge seine geballte Dominanz vor Augen führen und jede Abweichung aus der von ihm bestimmten BDSM-Rollenverteilung mit Argusaugen überwachen - und abhängig, ob es sich um eine Play-Party handelt, - auch entsprechend ahnden.

Um eine emotionale Beziehung zu einem strengen Dom aufzubauen, braucht es viel Zeit und vor allem Verständnis. Der Strenge kann nicht mal eben aus seiner Haut herausschlüpfen, sondern braucht seine Rolle, um sein Selbstbild aufrechtzuerhalten. Daher neigt der Strenge auch zu Empfindlichkeiten, wenn es um Kritik an seiner Person geht. Nähert er sich Ihnen und Sie reagieren nicht entsprechend seiner Vorstellung, wendet sich der Strenge auch schon einmal einfach ab und lässt Sie allein stehen.

Da der Strenge großen Wert auf die Einhaltung erstellter Regeln legt, eignet er sich besonders für unerfahrene Subs, die noch dabei sind, sich in die Materie BDSM einzuarbeiten. Besonders angehende Masochisten erfreuen sich an der Unerbittlichkeit eines strengen Doms, quittiert dieser doch jede Nachlässigkeit oder Frechheit mit einer verbalen oder physischen Züchtigung. Zucht und Ordnung spielen bei dem Strengen demnach eine große Rolle, sodass Sie sich vollkommen auf diese Attribute von ihm verlassen können.

Anfangs kann es selbstredend vorkommen, dass Sie den Strengen mit dem Poser verwechseln. Schließlich treten beide als dominante, unbarmherzige Herren auf - doch nur einer meint es damit auch ernst. Im Gespräch wird schnell klar, wer seine strenge Fassade aufrechterhalten kann und bei wem sie nach und nach abbröckelt.

Der Kumpelhafte

Als das genaue Gegenteil des kompromisslosen Strengen stellt sich der Kumpelhafte dar. Nonchalant und unkompliziert wagt er sich an alle Subs heran, die ihm vor die Füße laufen. Auf den ersten Blick erkennen Sie den Kumpelhaften vielleicht nicht einmal als Dominanten, denn aufgrund seiner freundlichen Art fällt das Rollengefälle bei ihm schnell seinem Charme zum Opfer. Speziell für Vanillas, die in die BDSM-Szene hereinschnuppern oder Subs, die es zarter mögen, ist der Kumpelhafte eine gute Partnerwahl.

Die Art der Ansprache sowie klare Rollenklischees sind dem kumpelhaften Dom ziemlich egal. Er richtet sich oftmals nach den Wünschen des devoten Parts. Auf diese Weise kommen beide auf ihre Kosten. Jedoch nur, wenn der oder die Sub auch genau weiß, was er oder sie will oder nicht will. Die strenge Dominanz tritt bei dem Kumpelhaften erst zutage, wenn seine Spielpartnerin oder sein Spielpartner auf diese erregt reagiert. Ein Spiel gleich in diesem Modus starten? Das ist für den Kumpelhaften oftmals keine Option. Schließlich will er seine Partnerin oder seinen Partner zuerst richtig kennen lernen und sich mit ihr oder ihm ausgiebig unterhalten. Da kommt es schon mal vor, dass die erste Session nach dem vierten oder fünften Date stattfindet.

Auch einer offenen Beziehung ist der Kumpelhafte nicht abgeneigt. Darum sollten Sie sehr genau Ihre Grenzen feststecken, wenn Sie einen kumpelhaften Dom in Ihr Jagdgebiet locken wollen. Definieren Sie Ihre Bedürfnisse und teilen Sie ihm diese sobald wie möglich mit, damit es nicht zu Missverständnissen und Enttäuschungen kommen kann.

Da der Kumpelhafte zudem für viele Experimente zu haben ist, kommen bei ihm auch Switcher auf ihre Kosten. Einen Abend lang die Rollen tauschen? Das klingt für den kumpelhaften Dom nach einer Menge Spaß. Verwechseln Sie ihn aber trotzdem nicht mit einem Sub. Denn auch der freundlichste Dominante hat irgendwo eine Gerte im Schrank.

Der Schüchterne

Wie der Name bereits verrät, gehört der Schüchterne nicht zu den extrovertierten Menschen. Er lässt sich Zeit bei der Wahl seiner oder seines Traumsub und geht die Sache erst einmal langsam an. In einem BDSM-Club erkennen Sie den Schüchternen leicht. Während andere Doms auf der Pirsch nach frischen Devoten sind, hält sich der Schüchterne im Hintergrund und beobachtet zunächst nur die Szenerie. Oftmals sitzt er allein an einem Tisch oder an der Bar mit einer Körperhaltung, die klipp und klar ausdrückt: "Lass mich in Ruhe."

Lassen Sie sich davon aber nicht abschrecken, denn der Schüchterne tut nur abweisend, ist im Grunde aber für jede Kontaktanbahnung dankbar. Setzen Sie sich neben ihn und beginnen Sie ein unverfängliches Gespräch. Fallen Sie nicht sofort mit der Tür ins Haus, sonst macht der schüchterne Dom die Schotten dicht und Sie müssen sich eine andere Beute suchen. Ihren Jagderfolg erringen Sie bei dieser besonderen Gattung der dominanten Männer, wenn Sie ihn vorsichtig auf seine Interessen ansprechen. Fragen Sie, welche Vorstellungen er von seiner Traumfrau oder seinem Traummann hat. Gefällt Ihnen, was Sie hören, gehen Sie einen Schritt weiter und laden den Schüchternen auf einen Drink oder - wenn Sie sich sehr sicher sind - auf eine Session ein. Nun werden Sie vielleicht den Kopf schütteln und sich sagen, dass der Dominante den ersten Schritt machen sollte. Warum eigentlich? Weil es das Rollengefälle so verlangt? Denken Sie daran, dass BDSM mit all seinen Facetten vor allem Spaß bringen soll. Wenn Sie sich dabei wohlfühlen, von sich aus auf einen Dominanten zuzugehen, dann können Sie das auch ohne Weiteres tun.

Speziell der Schüchterne wird es Ihnen danken, weil es ihm schwerfällt, Kontakte zu knüpfen. Begehen Sie jedoch nicht den Fehler, den Schüchternen zu unterschätzen. Gemäß dem altbekannten Sprichwort "Stille Wasser sind tief ... und dreckig" hat auch der Schüchterne Seiten, die ihn unmissverständlich als dominanten Part ausweisen. Immerhin schließen sich Schüchternheit und Autorität nicht vollkommen aus. Besonders eignet sich der Schüchterne für Subs mit Erfahrung, die ihren Wünschen Ausdruck verleihen können. Bei einem devoten Partner, der ebenfalls schüchtern ist, könnte sich bereits die Kontaktaufnahme schwierig gestalten. Denn wenn niemand den ersten Schritt macht, kommt es auch zu keiner Annäherung.

Gäbe es ausschließlich die männlichen Dominanten, wäre die BDSM-Szene natürlich ziemlich leer. Daher spielen in unserem Überblick natürlich auch die Dominas, Herrinnen, Domsen und Sadistinnen eine tragende Rolle. Auch bei den weiblichen Dominanten zeigen sich verschiedene Stereotype, die Ihnen mit hoher Wahrscheinlichkeit auf einer Play-Party oder in einem entsprechenden Club begegnen können. Halten Sie bei Ihrer Jagd Ausschau nach:

* der Jägerin
* der Mrs. Robinson
* dem stillen Wasser
* der Harten
* der Smarten

Auch bei den dominanten Damen verfügt jede der fünf Vertreterinnen dieser Gattung über besondere Eigenarten. Ähnlich
wie bei allen BDSMlern gibt es selbstredend auch weibliche
Dominante, die sich nicht in eine Schublade pressen lassen
wollen. Passt eine der Damen nicht in die folgende Aufteilung,
besitzt diese zwei oder sogar mehrere Eigenschaften der Spezies Domina.

In der freien Wildbahn der BDSM-Szene begegnet Ihnen am
ehesten ...

Die Jägerin

Die Jägerin macht ihrem Namen alle Ehre und nimmt die Jagd
am liebsten selbst in die Hand. Ihr Beuteschema ist dabei ganz
unterschiedlich gesteckt. Wichtig ist nur, dass sich der oder die
angepeilte Traumsub nicht zu schnell ergibt. Denn immerhin
liebt die Jägerin den Rausch der Jagd und langweilt sich, wenn
diese zu schnell beendet ist. Mit einem "Ja, Schatz" machen
Sie die Jägerin also nicht glücklich, sondern sorgen lediglich
dafür, dass sie sich andere Jagdgründe sucht.

Erfahrene Subs, die auch mal Nein sagen können, interes-
sieren die Jägerin ebenso sehr wie renitente Devote. Hier kann
die jagende Domina ihre Krallen ausfahren und nach Herzens-
lust auf Beutezug gehen. Sie misst sich gern mit ihrem Partner
oder ihrer Partnerin in spe, sodass auch Wortduelle sie nicht
abschrecken können. Eine Abweisung und die Dame sucht das
Weite? Nicht mit ihr - die Jägerin ist und bleibt Herrin der Lage.
Darum verträgt sie es nicht, wenn sie verunsichert wird oder
der Sub ihrer Wahl zu keiner Entscheidung kommt. Sie möchte

einen wilden Kampf um das Herz ihres Gefährten ausfechten und ist auch ein wenig Drama nicht abgeneigt.

Einen unerfahrenen Devoten rennt die Jägerin einfach nieder. Vielleicht möchte sie das gar nicht, doch allein ihre Art ist impulsiv genug, um unerfahrene Subs zu verunsichern. Daher eignen sich für die Jägerin speziell erfahrene Subs, die mit beiden Beinen fest im BDSM-Leben stehen. Auch ein Switcher weckt das Interesse der Jägerin, da hier auch dominante Charaktere aufeinanderprallen und ein wilder Funkenflug entsteht.

Die Mrs. Robinson

Die verführerische MILF aus der Reifeprüfung kennen Sie bestimmt. In vielen Liedern besungen und in Büchern verewigt stellt sie die typische Cougar dar. Was ein Cougar ist? Bei einem **Cougar** - oder dem deutschen Sprachgebrauch nach, einem Puma - handelt es sich um eine ältere Frau, die ausschließlich jüngere Partner für eine Beziehung oder den Sex sucht. Die Bezeichnung leitet sich aus der Jagd ab, denn der Cougar - oder in unserem Fall die Mrs. Robinson - jagt gezielt nach jüngeren, in der Regel unerfahrenen Sklaven. Da ein Synonym des Begriffs Puma auch Silberlöwe lautet, ergibt sich aus dem Ausdruck eine Anspielung auf die silbrige Haarpracht älterer Frauen, sofern diese den silbernen Strähnchen nicht mit Haarfarbe zu Leibe rücken.

Um auf die Mrs. Robinson zurückzukommen: Diese Gattung der dominanten Damen konzentriert sich bei der Jagd vorrangig auf jüngere Exemplare der männlichen Devoten. Gehören Sie in diese Kategorie, wird die Mrs. Robinson demnach Sie finden und nicht umgekehrt. Sie führt gern und liebt den Kitzel des Jagdvergnügens. In dieser Beziehung bestehen bei ihr gewisse Parallelen zu der Jägerin, die jedoch ältere Beute bevorzugt.

Bei der Mrs. Robinson gibt es zwei typische Verhaltensschemata. Einerseits nimmt sie unerfahrene Devote mit mütterlicher Geduld an die Hand, um sie in die BDSM-Welt einzuführen. Andererseits kann sie hart und unerbittlich sein, wenn ihr das Auftreten ihres derzeitigen Schützlings missfällt. Von dem schnurrenden Sexkätzchen bis zu der Krallen zeigenden Silberlöwin ist bei Mrs. Robinson jede Facette zu sehen.

Das stille Wasser

Wie ich bereits erwähnt habe, sind stille Wasser dem Sprichwort nach zu urteilen tief und verbergen unter ihrer Oberfläche so einiges. Das stille Wasser in Form einer dominanten Frau passt sich diesem Ausspruch perfekt an. Von außen wirkt das stille Wasser ruhig und ausgeglichen - in einigen Fällen sogar regelrecht prüde. In ihrem biederen Kostüm oder einer legeren Bekleidung lässt sich diese Vertreterin der Dominas nicht auf den ersten Blick als Herrin erkennen.

In einem Club oder auf einer Party hält sich das stille Wasser im Hintergrund, sitzt vielleicht an der Bar oder in einem Separee und beobachtet die Lage. Sprechen Sie das stille Wasser an, erhalten Sie zunächst eine schüchterne Antwort. Ein scheues Lächeln oder die vorsichtige Aufforderung, sich zu setzen und einen Drink mit ihr zu genießen. Nun könnten Sie auf die Idee kommen, dass es sich bei dem stillen Wasser gar nicht um eine Dominante handelt. Immerhin wirkt sie eher zurückhaltend und geht nicht sofort auf jedes Angebot ein.

Auch als Sub müssen Sie das ein oder andere Mal hartnäckig bleiben, damit diese Dame sich für Sie erwärmt. Jedoch spielt das stille Wasser selten auf einer Play-Party mit. Auch die Aktivitäten in einem Swingerclub überlässt sie lieber anderen BDSMlern. Sie holt sich in den Szene-Etablissements ausschließlich Anregungen. Haben Sie das Interesse des stillen Wassers geweckt und erhalten - oftmals erst nach mehreren Dates - die Einladung in ihre Wohnung, machen Sie sich auf einiges gefasst.

Denn wie bereits zu Anfang erwähnt, sind stille Wasser selten so beschaulich, wie sie tun. Unter ihrer schüchternen Oberfläche versteckt sich eine stürmische Persönlichkeit, die sich leidenschaftlich ihrer jeweiligen Obsession hingibt. Unbarmherzige Herrin oder genüsslich quälende Sadistin - bei dieser Frau können Sie mit allem rechnen. Daher eignen sich stille Wasser für erfahrene Subs, die sich schon eine Weile in der BDSM-Szene auskennen. Wahrscheinlich werden auch nur Devote mit ausreichend Kenntnissen in diesem Bereich das stille Wasser überhaupt erkennen. Denn im Grunde gehört diese Dominante nicht zu den Jägerinnen, sondern wartet, bis ihre Beute sie findet.

Die Harte

Die harte Domina zeigt sich gnadenlos und streng. Knallhart setzt sie ihre Interessen durch. Hat sie einen oder eine Sub erspäht, der oder die ihr Interesse weckt, geht sie sofort zum Angriff über. Doch glauben Sie nicht, die Harte bahnt sich ihren Weg vorsichtig an Sie heran und lädt Sie auf einen gemeinsamen Drink an der Bar ein. Nein, die unerbittlichste der dominanten Damen fordert Sie wohl eher dazu auf, ihr die Stiefel zu küssen. Sie denken nun vielleicht, ich würde leicht übertreiben. Welche fremde Frau nähert sich schon auf diese Weise ihrem Traummann? Doch die Harte sucht sich auf ihre Art den für sie passenden Sub. Sie bevorzugt Devote mit Erfahrung, die ihre masochistische Seite akzeptieren und genießen. Physische Züchtigungen und verbale Erniedrigungen stehen bei der harten Domina auf der Tagesordnung, denn in den meisten Fällen handelt es sich bei ihr um eine leidenschaftliche Sadistin.

Neulinge verbrennen sich an ihr schnell die Finger, sodass sie an diesen sofort das Interesse verliert. Anders als die Jägerin und Mrs. Robinson begeistert sich die Harte nicht für die Jagd nach ihrem Sub. Sie erwartet sofortige Unterwerfung. Um das auch durch den visuellen Eindruck zu unterstützen, trägt die harte Dominante stets die Insignien ihrer Macht mit sich herum. Seien es Ketten, Handschellen an ihrem Gürtel oder eine Gerte - die verschiedenen Accessoires machen die Anwesenden ebenso unmissverständlich auf ihren Stand in der BDSM-Szene aufmerksam wie ihre restliche strenge Aufmachung. Lieben Sie es, sich zu unterwerfen, Demütigung und Schmerz intensiv zu erfahren? Dann kommen Sie bei der Harten voll und ganz auf Ihre Kosten. In ihrer BDSM-Welt hat nur einer der Partner etwas zu sagen - und das sie selbst.

Die Smarte

Immer lässig, cool und Herrin der Lage - das ist die Smarte, die Ihnen vorrangig in gehobenen Clubs über den Weg laufen kann. Dabei betätigt sich die Smarte weniger als Jägerin. Sie lässt ihre anvisierte Beute auf sich zukommen, lockt hier und da mit einem kleinen Lächeln oder einem verführerischen Blick. Die smarte Dominante erkennen Sie auf den ersten Blick. Meist in hochwertigem Outfit sitzt sie an der Bar oder posiert mitten in der Menge. Sie zeigt sich gern, sucht aber blitzschnell und ohne Kompromisse das Weite, wenn ihr das Ambiente missfällt.

Bei der Smarten brauchen Sie kein Blatt vor den Mund zu nehmen. Duldet sie Ihre Annäherung, setzen Sie sich zu ihr und schon haben Sie eine Gesprächspartnerin, der kein Thema zu heiß ist. Kultiviert und niveauvoll zeigt sich die Smarte ausschließlich von ihrer besten Seite. Sie möchte umworben werden, vorher brauchen Sie an ein nächstes Treffen gar nicht zu denken. Die smarte Domina gehört zu den exklusiven Dominanten und ist daher in der freien Wildbahn nur selten anzutreffen.

Sie mag es ausschweifend und luxuriös, denkt sich kreative Sessions mit überraschenden Elementen aus und verabscheut nichts mehr als das Alltägliche. Lassen Sie sich von ihrer adretten Hülle nicht täuschen, denn auch die Smarte hat es faustdick hinter den Ohren.

Nun haben Sie einen Überblick über die dominanten Damen und Herren bekommen, die Sie auf entsprechenden Anlässen zu Gesicht bekommen. Merken Sie sich ruhig die charakteristischen Merkmale. Diese helfen Ihnen dabei, in einem Club oder auf einer Party die dominante Dame oder den Dominus anzusprechen, der Ihrer Meinung nach am besten zu Ihnen passt.

Natürlich werden sich die Dominanten unter Ihnen nun sagen: Schön und gut, aber was ist mit uns? Nun, vielleicht haben Sie sich in einer der Kategorien wiedererkannt und konnten herausfinden, welcher devote Partner ihr passendes Gegenstück darstellt. Denn natürlich finden sich zu den jeweiligen Anlässen auch zahlreiche devote und masochistische Gäste.

<u>Verführerische Beute in der freien Wildbahn</u>

Da wir die Übersicht der Dominanten mit den Herren begonnen haben, nehmen wir uns auch hier zuerst die männlichen Devoten vor. Auf vielen Play-Partys und in Swingerclubs werden Sie vier verschiedene Typen des männlichen Subs unterscheiden können. Da hätten wir:

- den Kriecher
- den Ahnungslosen
- den Gentlesub
- den Kampfsub

Wie bereits bei den Dominanten wird es auch bei den devoten Damen und Herren Personen geben, die sich partout nicht in eine Schublade stecken lassen wollen. Also gilt auch hier mein Ratschlag: Nehmen Sie die Jagd nach Ihrem Traumpartner oder Ihrer Traumpartnerin nicht allzu ernst. Schließlich ist das Jagdglück meist denjenigen hold, die gar nicht damit rechnen. Und damit widmen wir uns unserer ersten Rubrik:

Der Kriecher

Stellen Sie sich unter dem Kriecher keinen katzbuckelnden Gesellen vor, der Ihnen auf einer Party sofort als Sub zur Verfügung steht. Diesen Vertreter der devoten Herren erkennen Sie mit der nötigen Erfahrung. Zwar gibt er sich cool und lässig, doch als dominanter Gegenpart durchbrechen Sie seine Fassade leicht. Denn der Kriecher liebt es, sich einem Dominanten seiner Wahl unterzuordnen und sich in die Hände eines Herrn oder einer Herrin zu begeben. Im Spielbereich oder auf der Tanzfläche hält er Ausschau und flirtet die Objekte seiner Begierde auch offen an.

Sprechen Sie ihn als Domina oder Dominus an, reagiert er nicht verschüchtert, sondern ist sofort bei der Sache. Sie bestimmen, wo es lang geht und der Kriecher - sofern eine Vertrauensbasis zwischen Ihnen besteht - folgt Ihnen gern. Das Rollengefälle nimmt bei seiner Neigung eine tragende Rolle ein, sodass er auch nicht gern aus diesem herausbricht. Er möchte sich fügen und die Verantwortung somit an den dominanten Part abgeben können. Selbstredend bedeutet das nicht, dass der Kriecher keine eigenen Entscheidungen trifft - doch es gefällt ihm besser, wenn Sie das für ihn in die Hand nehmen. Gibt es ein zweites Treffen oder nicht? Sie allein bestimmen darüber.

In vielen Fällen liebt der Kriecher nicht nur verbale und physische Demütigungen, auch Schmerz bereitet ihm Genuss. Daher sucht er speziell nach resoluten Dominanten, die ihm das geben können, was er braucht. Für Sie als Domina oder Dom ist dafür Erfahrung nötig. Je härter und distanzierter Sie sich innerhalb der BDSM-Szene geben, desto besser passen Sie zu dem Kriecher.

Der Ahnungslose

Es gibt Subs, die sich ihrer Leidenschaft nicht bewusst sind oder sie schlichtweg nicht akzeptieren können. Zu diesen gehört der Ahnungslose. In Clubs und auf den entsprechenden Partys treibt er sich nur aus Neugier herum. Oftmals bleibt er lieber im Hintergrund und erregt sich als Voyeur an den Spielen anderer BDSMler. Der ahnungslose Devote sucht nicht aktiv - und meist nicht einmal wissentlich - nach einem dominanten Part.

Doch sprechen Sie ihn als Domina oder Herr an, bekundet der Ahnungslose schnell Interesse. Zunächst bleibt er zurückhaltend, stimmt vielleicht vorsichtig einem Drink zu. Doch eine Einladung zu einer sofortigen Session wird der Ahnungslose prompt ausschlagen. Gehen Sie behutsam mit ihm um und drängen Sie ihn nicht in das Spielgeschehen hinein. Sobald der Ahnungslose sich sicher genug fühlt, wird ihn die Neugierde packen.

Geben Sie sich bei einem ersten Kennenlernen betont lässig. Denn zu viel Druck treibt diese Gattung der devoten Subs sofort in eine Defensiv-Ecke, aus der Sie ihn so schnell nicht wieder herausbekommen. Daher eignen sich für einen ahnungslosen Devoten ausschließlich Dominante, die über viel Erfahrung und Geduld verfügen. Die Arbeit wird sich für Sie lohnen, denn dem Ahnungslosen stehen noch alle Spielarten offen. Er wird sich freuen, die verschiedenen Facetten des BDSM auszuprobieren und mit Ihnen zu erleben.

Achten Sie bei dem ersten Kennenlernen mit dem Ahnungslosen daher auf seine unterschwelligen Wünschen und Interessen. Decken sich diese mit Ihren eigenen, haben Sie einen potenziellen Traumpartner in spe vor sich. Doch wenn Sie bemerken, dass die Träume des ahnungslosen Subs sich von Ihren eigenen Leidenschaften unterscheiden, dann lassen Sie ihn ziehen. Schließlich sollen Sie Ihren passenden Partner finden und nicht selbst erschaffen, in dem Sie einen Frischling in die von Ihnen gewünschte Form zwingen. Auch wenn der Ahnungslose Sie vielleicht dazu verführen mag, denken Sie daran, dass Sie als dominanter Part die Verantwortung für das seelische und physische Wohl des Devoten tragen.

Der Gentlesub

Ähnlich wie bereits der Gentledom überzeugt der Gentlesub mit Charme und Witz, die die erwählte Dominante bezirzen sollen. Der Gentlesub - meist gehört er zu den reiferen Herren in den entsprechenden Etablissements - geht selten sofort auf das Objekt seiner Begierde zu. Vorerst hält er sich bewusst zurück, um den dominanten Part zu beobachten. Vielleicht erhalten Sie von ihm ein freundliches Nicken, mehr aber auch nicht. Diese Zurückhaltung kann die herrischen Instinkte in einem Dom oder einer Domina wachrufen - aber genau darauf legt der Gentledom es an. Er will aufreizen und gleichzeitig verführen. Äußerlich werden Sie ihn also kaum als devoten Sub erleben, sondern ihn möglicherweise sogar für einen ebenfalls dominant veranlagten Mit-BDSMler.

Nähert sich Ihnen der Gentlesub nach der von ihm bestimmten Zeitspanne, erwartet Sie keinesfalls eine plumpe Einladung an die Bar. Auch bietet er sich nicht sofort als Spielpartner an. Vielmehr fragt er galant, ob er Sie in ein Restaurant entführen darf oder ob Sie ihm bei einem Glas Wein Gesellschaft leisten wollen. Mit ein bisschen Glück hat er das entsprechende Getränk bereits zur Hand und Sie können sich rundum verwöhnen lassen. Denn darum geht es dem Gentlesub im Grunde. Er möchte sein dominantes Gegenüber zufrieden stellen. Eine niveauvolle Unterhaltung und Esprit können Sie bei dem Gentlesub voraussetzen. Immerhin besitzt er in den meisten Fällen genügend Lebenserfahrung, um seine Gesprächspartnerin oder den Gesprächspartner einschätzen zu können. Dementsprechend verhält er sich einmal ernst, manchmal jovial und manchmal sogar ausgesprochen neckisch.

Außen Gentlesub und innen Gentleman? So in etwa gibt sich dieser Vertreter der devoten Herren in seinem BDSM-Leben. Doch glauben Sie nicht, dass Sie sich damit das männliche Äquivalent des Heimchens am Herd in Ihr Haus holen. Immerhin wissen wir doch alle, dass auch die ausgemachten Gentlemen eine schmutzige Seite besitzen.

Der Gentlesub eignet sich als Partner speziell für Dominante, die ihre Vorlieben kennen und daher keine Experimente mehr ausprobieren möchten. Speziell erfahrene Damen und Herren mit Gerte und Gürtel bilden für ihn das passende Gegenüber, denn ein junger Hüpfer könnte von ihm schnell überfordert werden. Ganz nach dem Motto "Gleich und Gleich gesellt sich gern" passen Gentledom und Gentlesub übrigens wunderbar zusammen.

Der Kampfsub

Warum einfach, wenn es auch mit Hürden geht? Wer einer Herausforderung nicht abgeneigt ist, hält in einem Club oder auf einer Party nach ihm Ausschau: dem Kampfsub. Er hat eigentlich keine Lust, sich zu unterwerfen. Wenn Sie ihn also als devoten Partner auserkoren haben, müssen Sie ihn schon zähmen können. Für einen Befehl oder eine harsche Anordnung hat er allerdings nur Hohn und Spott übrig. Der Kampfsub gibt sich nicht freiwillig geschlagen - und als devotes Mauerblümchen tritt er schon gar nicht auf. Er ist frech, er ist unverblümt - also kurz gesagt das lebende Kontra.

Speziell erfahrene Dominante kommen bei dem Kampfsub auf ihre Kosten. Ein mentales und im Fall der Fälle auch physisches Kräftemessen ist ganz nach seinem Geschmack. Immerhin amüsiert es ihn, auf eine von Ihnen als Dom gestellte Anordnung erstmal prinzipiell mit einem Nein zu reagieren. Er möchte gefordert und an seine Grenzen gebracht werden - und er liebt den Rausch eines guten Willenskampfes.

Treffen Sie ihn im Real Life, machen Sie sich auf eine Konfrontation gefasst. Harter Blick und eine Zunge, so flink und scharf wie ein Skalpell. Für schwache Nerven oder überhitzte Gemüter ist der Kampfsub keine gute Wahl. Er ist das passende Gegenstück für dominante Damen und Herren, die sich ihrer Autorität sicher sind und diese mit Geduld und Finesse durchzusetzen wissen. Ebenso sollten Sie über Abenteuerlust verfügen, denn mit einem Kampfsub wird es nie langweilig.

In vielen Fällen gehören die entsprechenden Subs zu den Switchern. Das ist nicht verwunderlich, denn schließlich verfügen sie über einen starken Willen und ebenfalls eine gehörige Portion Dominanz. Daher sollten Sie mit einem starken Charakter umgehen können und sich nicht in Ihrer eigenen Leidenschaft eingeschränkt fühlen. Hat Sie der Entdeckergeist bereits gepackt? Dann holen Sie am besten das rote Tuch hervor und packen den Stier an den Hörnern.

Die devoten Herren haben sich Ihnen damit in einer kurzen Übersicht vorgestellt. Kommen wir nun zu dem zarten Geschlecht - den devoten Damen. Auch hier gibt es vier Vertreterinnen, die Sie in der realen Welt antreffen könnten. Zu den mehr oder minder folgsamen Geschöpfen aus dem großen BDSM-Dschungel gehören:

• das scheue Reh
• der Schmetterling
• die Widerspenstige
• die Suchende

Diese vier Damen bezaubern Dominante beider Geschlechter. Zudem werden Sie in einem BDSM-Club in der Regel mehr weibliche Subs als ihre männlichen Gegenstücke finden. Ebenso übersteigt die Anzahl der devoten Frauen die Anzahl ihrer dominanten Geschlechtsgenossinnen deutlich. Warum das so ist? An dieser Frage haben sich bereits Experten die Zähne ausgebissen. Ist es die natürliche Sehnsucht der Frau, sich dem starken Alphamann zu unterwerfen? Ich sehe die dominanten Damen bereits kopfschüttelnd mit den Augen rollen. Eine von Ihnen hat das Buch auch schon in die nächste Ecke geworfen. Doch lassen Sie uns über die Gründe nicht spekulieren. Fragen Sie mich, dann ist die Mehrzahl der BDSM-Clubbesucher weiblich/devot, weil es im Regelfall die Damen sind, die Experimentierfreude zeigen. Dabei ist die devote Rolle - wenigstens zu Beginn - einfacher einzunehmen als die Funktion der Domina. Immerhin können sich die Devoten vorerst führen lassen. Sie bekommen einen ersten Eindruck von BDSM und entscheiden sich danach, ob sie einen zweiten Besuch in Erwägung ziehen. Ob sie dann noch ein Halsband tragen, sei dahingestellt. Vielleicht haben sie auch schon die Overknee-Stiefel und die neunschwänzige Katze aus ihrem Wandschrank gekramt.

Doch kommen wir zurück zu unseren vier weiblichen Vertreterinnen der submissiven BDSM-Liebhaber:

Das scheue Reh

Sie ist der Traum eines jeden Dominanten - das scheue Reh, das in der BDSM-Szene eigentlich noch keine Erfahrungen hat und sich von dem Herrn oder der Herrin ihrer Wahl formen lässt. In den entsprechenden Clubs erkennen Sie diese zarte Vertreterin der devoten Damen bereits auf den ersten Blick. Meist steht sie mit unsicherem Gesichtsausdruck am Rande des Geschehens, hält sich vielleicht an einem Drink fest und schaut mit großen Augen die sie umgebende Szenerie an. Direkten Blickkontakt scheut sie von Natur aus. Schließlich ist ein Club dieser Art nicht ihr angestammtes Revier, sodass sie sich unbehaglich fühlen kann.

Ihre Kleidung variiert abhängig von dem Anlass. Zurückhaltende Eleganz und subtile Sinnlichkeit spielen miteinander, sodass das scheue Reh seine Reize aussendet. Sie werden schnell bemerken, dass dominante Männer und Frauen gleichermaßen auf die entsprechenden Rehe reagieren. Unbewusst suchen sie die Nähe der scheuen Devoten, die sich dadurch mehr und mehr in sich zurückziehen. Besitzen Sie eine ausgeprägte dominante Ader, fühlen Sie sich schnell als

Beschützer dieser submissiven Frau. Bei einer sadistischen Ader bringt die Zartheit dieser Dame mitunter ihre dunkelsten Fantasien zum Vorschein. Diese Macht haben ausschließlich die scheuen Rehe, denn in der Regel sind sie noch vollkommen unbefleckt von der BDSM-Szene. Ohne vorherige Kenntnisse haben sie vielleicht noch keine Vorlieben, jedoch auch noch keine Tabus. Das macht sie zu einer schmackhaften Beute für Sie als Jäger oder Jägerin.

Nähern Sie sich dem scheuen Reh, müssen Sie mit einer überstürzten Flucht rechnen. Schließlich kennt diese schüchterne Club- oder Partybesucherin weder die ungeschriebenen Regeln der BDSM-Bars, noch weiß Sie die verschiedenen Dominanten zu unterscheiden. Im Fall der Fälle stellt ein geordneter Rückzug für sie die beste Alternative dar. Lassen Sie sie in einem solchem Moment erst einmal gehen.

Ja, ich höre Sie bereits empört schnaufen. Dieses devote Geschöpf sollen Sie sich durch die Lappen gehen lassen? Nein, natürlich möchte ich das nicht andeuten. Doch bedrängen Sie das scheue Reh nicht. Eine kopfscheue Devote sucht schneller das Weite, als Sie es verhindern können. Daher geben Sie sich charmant, nähern Sie sich betont lässig und akzeptieren Sie die Zurückhaltung Ihrer Gesprächspartnerin. Ein übereiliger Dominanter sorgt schnell dafür, dass sich das scheue Reh unwohl fühlt und nie wieder einen Fuß in einen BDSM-Club setzt.

Daher eignen sich erfahrene Dominante als Damen dieser Gattung. Ohne Eile gehen sie ihrer Beute nach, ohne sie unnötig aufzuschrecken. Zudem verfügen dominante Herren und Herrinnen mit langjähriger Praxis über ein Gespür, was ihre jeweiligen Spielpartner angeht. Sie müssen wissen, wann es der Anfängerin - also dem scheuen Reh - zu viel wird oder wann sie sich selbst überfordert. Schließlich sind Sie als Dominanter für das Wohl der Submissiven verantwortlich. Bemerken Sie, dass ihre devote Partnerin zu früh über ihre eigenen Grenzen hinaus will, schreiten Sie ein. Ein unerfahrener Dom erkennt diesen Schritt eventuell nicht. Passiert dies, kommt es bei dem scheuen Reh und dem Dominanten gleichermaßen zu Missverständnissen und sogar Enttäuschungen. Doch wer Zeit und Geduld besitzt, um die Samthandschuhe auszupacken, wird sich mit dem scheuen Reh eine leidenschaftliche und lernwillige Partnerin einfangen.

Der Schmetterling

Es gibt da so ein buntes Ding - ich glaub, das nennt man Schmetterling. Ja, den Schmetterling gibt es nicht nur als farbenfrohen Falter in der Natur oder als Protagonist in kleinen Gedichten, sondern auch als Vertreterin der devoten BDSM-Club-Besucherinnen. Wie ihr tierisches Äquivalent zeigt sich der Schmetterling in einem Club oder auf entsprechenden Veranstaltungen stets prächtig und auffällig. In ihrem ganzen Wesen stellt sie einen Blickfang dar, dem sich niemand entziehen kann. Denn auch als Devote ist sie ein selbstbewusstes Wesen, das genau weiß, was sie will. Und das sind schmackhafte Anflugstellen in Form interessanter dominanter Damen und Herren.

Stellen Sie sich auf einer Party einfach in eine Ecke und genießen Sie einen kühlen Drink, während Sie sich einen Eindruck über die versammelte Gästeschar machen. Schnell werden Sie in der Menge den Schmetterling ausmachen können. Sei es eine Aufmerksamkeit erregende Frisur, ein besonders schillerndes oder gewagtes Outfit oder einfach eine Aura, die alle Blicke auf sich zieht. Diese Gattung der devoten Damen flattert so unbekümmert durch die Gegend, dass sie Männer und Frauen gleichermaßen fasziniert. Jedoch lässt sich der Schmetterling im Gegensatz zu dem Namensvetter aus der Welt der Insekten nicht so leicht einfangen. Im Gegenteil - um diese quirlige Sub zu halten, müssen Sie sich etwas einfallen lassen.

Zu der Natur des Schmetterlings gehört es, von Blüte zu Blüte zu fliegen. Beziehen wir diese Metapher auf einen BDSM-Club, heißt das, dass diese Submissive sich verschiedenen Dominanten zuwendet. Spricht sie Sie an, glauben Sie bloß nicht, Sie wären der oder die Einzige, die sie für ihre Aufmerksamkeit würdig hält. Schmetterlinge sind meist experimentierfreudige Devote - nicht selten auch Switcherinnen - die über einen reichhaltigen Erfahrungsschatz verfügen. Daher weiß diese Dame genau, wann sie einen potenziellen Flirtpartner vor sich hat und wann sie getrost weiterschweben kann.

Ist Ihnen ein Schmetterling ins Auge gefallen und Sie wollen sich diesem nähern, dann gehen Sie behutsam an die Sache heran. Auch einen echten Schmetterling würden Sie schließlich nicht mit einer Schleuder erschlagen, sondern geduldig mit einem Netz einfangen. Ein imaginäres Netz werfen Sie aus, indem Sie dem weiblichen Schmetterling Aufmerksamkeit zukommen lassen. Machen Sie der entsprechenden Submissiven ein Kompliment. Wichtig hierbei ist - wie Sie bereits aus den Flirtregeln wissen, dass Sie Ihre Worte ernst meinen. Eine auswendig aufgesagte Floskel wird den aufgeweckten Schmetterling, der in der Regel weder auf den Kopf, noch auf den Mund gefallen ist, herzlich wenig beeindrucken.

Gehen Sie auf diese Devote ein und versuchen Sie, ihre Bedürfnisse aus einem ersten Gespräch herauszuhören. Ihre Gesprächspartnerin wird Andeutungen machen, jedoch keine konkreten Vorschläge. Das machen die Vertreterinnen dieser Art devoter Damen nur selten. Sie wollen umworben werden und sie wollen, dass Sie sich dafür anstrengen. Machen Sie jedoch nicht zu viel Wind, sonst fliegt ihr anvisierter Schmetterling davon. Lieber lassen Sie Ihren Charme spielen und laden das Objekt Ihrer Begierde zu einem gemeinsamen Drink ein. Schließlich können nur die wenigsten Schmetterlinge einem süßen Nektar widerstehen.

Sollten Sie sich fragen, welcher Typ Dom sich am besten für die submissiven Schmetterlinge eignet - nun, es gibt keine. Ob erfahren oder unerfahren, Schmetterlinge steuern alle Herren und Herrinnen an, die ihnen potenziell interessant erscheinen. Ob der weibliche Schmetterling seine Flügel an den Nagel hängt, das liegt dann bei Ihnen.

Die Widerspenstige

Die widerspenstige Sub gilt als das weibliche Gegenstück des bereits im Vorfeld erwähnten Kampfsubs. In ihrer Erscheinung wirkt sie ebenso devot wie eine dominante Dame - also gar nicht. Auch sie will sich nicht freiwillig unterwerfen, sondern sucht den Herrn oder die Herrin, die sie zu beherrschen weiß. Um dieses Ziel zu erreichen, ist vorwiegend Köpfchen gefragt. In der Regel sind die widerspenstigen Submissiven pfiffige Früchtchen, die ihre scharfen Zungen einzusetzen wissen. Ein unsicherer Dominanter erhält für eine missglückte Annäherung schon einmal einen scharfen Kommentar, an dem er den ganzen Abend zu knabbern hat.

Daher sollten Sie sich der Widerspenstigen nur nähern, wenn Sie über genügend Erfahrung verfügen, um sich von einem harten Wort nicht in die Flucht schlagen zu lassen. Wie auch der Kampfsub giert die widerspenstige Submissive nach einem guten Kampf des Willens. Dabei wird sie Sie gnadenlos herausfordern und jede Schwäche sofort ausnutzen. Kein Wunder also, dass in den meisten Vertreterinnen dieser Gattung eine Switcherin steckt.

Mit dieser mehr oder minder devoten Dame wird es weder in dem BDSM-Club noch im späteren Alltag langweilig. Als willensstarke Gesprächspartnerin lässt sie sich nicht einfach führen, sondern versucht oftmals, selbst das Ruder in die Hand zu nehmen. Erfahrene Dominante wissen, wann sie dieses Verhalten ungeschoren durchgehen lassen - und wann es einzugreifen gilt. Denn genau das provoziert die widerspenstige Sub. Mit einem zu nachgiebigen dominanten Part langweilt sie sich schnell und sucht das Weite. Doch zu viel Strenge führt mit ihr früher oder später zu Enttäuschungen. Die Widerspenstige lässt sich zähmen, jedoch nur für eine bestimmte Zeit. Kann sie ihre eigene dominante Seite nicht ausleben, wirkt sich dieser Umstand auf ihr seelisches Wohlbefinden aus. Daher müssen Sie einen Mittelweg finden, wenn Sie eine Widerspenstige zähmen wollen. Packen Sie nicht unbedingt die Samthandschuhe aus, die Daumenschrauben sollten Sie aber auch nicht anziehen.

Die Suchende

Hinter dem Begriff "Suchende" verstecken sich zahlreiche submissive Damen, die auf den ersten Blick nichts gemeinsam
haben. Einige gehören zu den erfahrenen Devoten, die kein
Blatt vor den Mund nehmen. Andere zeigen sich als schüchterne Novizinnen, deren Erröten einem Dominanten Beschüt-
zerinstinkte abringen. Auch in ihrer Erscheinung gleichen sich
diese Damen oftmals in keinster Weise. Sie stammen aus
sämtlichen Rubriken der im BDSM-Bereich angesiedelten Fetische und Vorlieben. Nur eines verbindet sie: die Suche nach
dem für sie passenden dominanten Part.

Nun werden Sie vielleicht den Kopf schütteln und sich fragen,
was ich Ihnen denn damit erklären will. Immerhin geht es in der
Hälfte dieses Buches um die Suche nach einem geeigneten
Partner. Doch während andere Singles in einem Club die
Augen nach einem Gegenstück offen halten, das erst einmal
nur sympathisch wirkt, weiß die suchende Sub ganz genau,
was sie von einem potenziellen Flirtpartner erwartet. Entsprechen Sie nicht diesen Erwartungen, scheitert automatisch jeder
Annäherungsversuch. Sie Suchende scannt Sie mit einem
Blick und sucht dann weiter nach ihrem Mr. Right. Passen Sie
nicht in ihr Schema, werden Sie eiskalt ignoriert. Im besten Fall
erhalten Sie eine höflich hervorgebrachte Abfuhr, im schlech-
testen werden Sie einfach stehen gelassen. Nehmen Sie den
Korb aber nicht persönlich. Hält die Suchende Ihrer Wahl nach
einem blonden Hünen Ausschau - und Sie sind vielleicht ein
zierlicher Mann mit schwarzem Haar - haben Sie schlicht und
ergreifend keine Chance. Vielleicht wird die entsprechende

Devote Ihren Flirtversuch nicht einmal bemerken, denn sie fixiert sich ihrerseits auf die Objekte ihrer Begierde.

Passen Sie dagegen in das Beuteschema der Suchenden, kann es schnell passieren, dass Sie vom Jäger zum Gejagten werden. Die suchende Submissive ist eine ausdauernde Jägerin, die ihre Ziele kompromisslos verfolgt. Möchte Sie sich Ihnen nähern, wird sie geradewegs auf Sie zukommen. Für sie ist der direkte Weg meist der beste. Ebenso bevorzugt die Suchende klare Worte. Ist sie an einer Session mit Ihnen interessiert, wird Sie Ihnen das unmissverständlich deutlich machen. Nun kann es natürlich vorkommen, dass Sie zwar der Suchenden gefallen, andersherum aber kein Interesse besteht. In diesem Fall zeigen Sie die gleiche Fairness und klären Sie die entsprechende Dame höflich, aber direkt über Ihr Desinteresse auf.

Nun haben Sie einen kleinen Überblick bekommen, welche dominanten und devoten Gäste sich Ihnen im Real Life nähern können. Nach kurzer Zeit werden Sie durch Ihr geübtes Auge wissen, was Sie erwartet, wenn Sie angesprochen werden oder selbst in die Offensive gehen. Jedoch gibt es in der BDSM-Szene auch Vertreter, von denen Sie sich am besten fernhalten sollten:

Negativ-BDSMler in Clubs und auf Partys

Der / die verkappte Sub

Bei der oder dem verkappten Sub handelt es sich - im Gegensatz zu dem, was der Name vermuten lässt - nicht um einen der gängigen Vertreter submissiver Gelüste. Stattdessen

156

stellen sich sowohl männliche als auch weibliche verkappte Subs in der Regel als Dominante dar. Daher suchen sie ihrerseits einen oder mehrere devote Spielpartner. Na und, was ist da schon dabei?, werden Sie sich nun sicherlich denken.

Ganz einfach: Der oder die verkappte Sub tendiert zu einem äußerst dominanten bis sadistischen Verhalten. Dies liegt jedoch nicht an dem Aspekt, dass diese Clubbesucher tatsächlich über sadistische Veranlagungen - also die eigene Lust daran, anderen erregende Qualen zuzufügen - verfügen. Im Vordergrund stehen bei diesen Besuchern der BDSM-Szene ausschließlich die eigenen Leidenschaften. Das bedeutet, dass Sie bei einer Session mit diesen Spielpartnern realsadistische Erfahrungen erwarten.

Um die Tragweite dahinter richtig zu verstehen, erhalten Sie eine kurze Definition des Realsadismus.

Realsadismus gilt als eine in der BDSM-Szene gebräuchliche Wortkreation, die bereits Bestandteile des Sadismus beinhaltet. Hierbei geht es dem aktiven Realsadisten ausschließlich um die Lust am Leiden des passiven Parts. Rücksichtnahme auf das Opfer wird nicht geübt, ebenso wenig spielt das Einverständnis des Devoten für den Realsadisten eine Rolle. Damit greift hier nicht das relevante SSC-System, wodurch sich Realsadismus grundlegend von dem sadistischen Part innerhalb des BDSM unterscheidet und strafbar ist.

Der oder die verkappte Sub ist demnach weniger an Ihrer Fantasieverwirklichung als an den eigenen Bedürfnissen interessiert. Und dieses Bedürfnis besteht allein darin, den momentan devoten Spielpartner leiden zu sehen. Inwieweit unterscheidet sich der oder die verkappte Sub nun von einem Realsadisten?

Neben dem Realsadismus spielt die eigentliche Leidenschaft der verkappten Subs eine wichtige Rolle. Denn im Gegensatz zu ihrem in der Regel sehr offensiven, dominanten Auftreten besitzen männliche und weibliche Vertreter dieser Art starke bis extreme submissive Neigungen.

Ein Widerspruch in sich denken Sie nun vielleicht. Jedoch ist die Lust an Schmerz und Erniedrigung von den verkappten Subs sehr ausgeprägt. Diese Neigung können sie sich aber nicht eingestehen und demnach auch nicht akzeptieren. Statt sich selbst in eine devote Position zu begeben und die Lust an der Qual auszukosten, lassen diese BDSMler andere leiden. Der Grund für die Weigerung, die eigenen Bedürfnisse zu akzeptieren, liegt möglicherweise in einem falschen Rollenbild, blindem Stolz oder der Angst davor, als passiver Part für schwach gehalten zu werden. Daher befriedigen die verkappten Subs ihre geheime Leidenschaft, indem sie anderen Pein bereiten und anhand deren Qualen mitleiden.

Damit Sie sich das besser vorstellen können, gebe ich Ihnen ein kurzes Beispiel:

Ein verkappter Sub erregt sich an seiner geheimen Fantasie, gnadenlos ausgepeitscht zu werden. Dabei hindert ihn sein falscher Stolz oder ein ähnlicher Grund daran, eine geschulte Domina aufzusuchen oder in einer Session mit einer dominanten Dame den devoten Part zu übernehmen. Um trotzdem auf seine Kosten zu kommen, sucht er sich in einem Club oder auf einem anderen Weg eine devote Spielpartnerin. Da bei vielen verkappten Subs auf den ersten Blick nicht auffällt, dass es sich bei ihnen nicht um normale Dominante handelt, findet er schnell eine unerfahrene Submissive. Diese peitscht er bei einer Session so gnadenlos aus, wie er es sich in seiner Fantasie vorstellt. Dabei denkt er sich in ihre Position und erregt sich an der Vorstellung, ihre Qualen ertragen zu müssen.

Grundlegend können Sie mit diesem Beispiel verstehen, was Sie bei einem oder einer verkappten Sub erwartet. Aus diesem Grund passen Vertreter dieser Art zu ... eigentlichen niemandem. Realsadismus hat in einem BDSM-Club und der gesamten SM-Szene nichts verloren. Daher halten Sie sich möglichst von verkappten Subs fern. Woran erkennen Sie diese negativen Vertreter der BDSM-Szene?

Natürlich ist es nicht leicht, einen oder eine verkappte Sub zu entlarven, denn wie bereits erwähnt verfügen sie über ein dominantes Auftreten. Jedoch wirkt diese Dominanz oftmals sehr offensiv und aufdringlich. Zudem drängen die Clubbesucher mit dieser Neigung Devote zu einer Session. An deren Bedürfnisse und Tabus verschwenden sie keinen Gedanken. Lassen Sie sich also nicht auf eine Session ein, wenn Sie sich dazu gezwungen fühlen, und klären Sie zwingend vorher notwendige Tabus ab. Haben Sie trotzdem ein schlechtes Gefühl, nehmen Sie Ihr Cover mit. Dominante ohne schlechte Absichten werden daran keinen Anstoß nehmen. Protestiert der dominante Part dagegen vehement, lassen Sie von ihm oder ihr am besten die Finger. Gleiches gilt auch für den folgenden Negativ-BDSMler:

Der männliche / weibliche Dumm-Dom

Der männliche oder weibliche Dumm-Dom gehört tatsächlich zu den BDSMlern mit einer dominanten oder sadistischen Neigung. Jedoch ist diesen Vertretern der Dominanten das innerhalb des BDSM wichtige SSC-Konzept vollkommen egal. Dumm-Doms frönen ihrer dominanten Leidenschaft, ohne zu hinterfragen, warum sie es tun oder welche Folgen auf den devoten Part warten. Denn dem oder der Dumm-Dom ist der submissive Spielpartner nicht mehr wert als ein gewöhnliches Sexspielzeug. Der oder die Devote soll funktionieren und die Lust des Dumm-Doms befriedigen. Die Bedürfnisse des submissiven Parts spielen für diesen Negativ-BDSMler keine Rolle und er will damit auch nicht behelligt werden.

Geraten Sie an einen Dumm-Dom, werden Sie ihn recht schnell an seinem Verhalten erkennen. Männliche und weibliche Subs brauchen keine eigene Meinung, so denkt jedenfalls der Dumm-Dom und bringt dies auch zum Ausdruck. Ablehnung und Widerspruch verträgt er nicht, sondern reagiert prompt mit einer körperlichen oder geistigen Züchtigung. Beispielsweise droht er schnell damit, sich eine oder einen Sub zu suchen, der seinen Erwartungen in jeder Hinsicht entspricht. Ist dies der Fall, das rate ich Ihnen, dann lassen Sie ihn ziehen.

Dumm-Doms sind rücksichtslose, egoistische Vertreter der dominanten Herren und Damen. Sie suchen keinen passenden Partner fürs Leben, sondern ein williges Spielzeug an ihrer Seite. Bemerken Sie, dass das dominante Objekt Ihrer Begierde stark drängelt, Sie zu etwas bewegen will, das Sie partout nicht wollen und vielleicht sogar ausfallend wird, wenn Sie ablehnen, dann suchen Sie das Weite. Der oder die Dumm-Dom wird Ihnen vorwerfen, "echte" Devote würden nicht Nein sagen. Allein daran merken Sie dann, wen Sie vor sich haben, und können getrost Ihrer Wege gehen.

Tipps und Tricks für den Alltag

Sie wissen nun, wie Sie Ihren perfekten dominanten oder devoten Partner im Internet oder einer entsprechenden Lokalität kennenlernen können. Mit einem kleinen Überblick über die gängigen Stereotype in der BDSM-Szene wissen Sie, was Sie im Real Life der BDSM-Clubkultur erwartet. Vielleicht haben Sie sogar einen Einblick in Ihre eigene Neigung gewonnen und konnten sich einem Typ zuordnen. Oder Sie sind - wie übrigens die meisten Menschen - eine Mischung aus den verschiedenen Vertretern der BDSMler.

Trotz allem kann es sein, dass Sie in einem Club oder auf einer Party nicht fündig geworden sind. Bemerken Sie, dass Sie selbst keinen Spaß an Besuchen dieser Etablissements haben, dann zwingen Sie sich nicht dazu. Schließlich gibt es innerhalb des BDSM nur Zwang, wenn es den submissiven Part erregt, ge- und bezwungen zu werden.

Doch nun fragen Sie sich: Wenn ich nicht im Netz und auch nicht in den BDSM-Clubs einen passenden Partner finde - wo dann?

Machen Sie sich keine Gedanken, wenn Sie in einschlägigen Bars, Swingerclubs und Play-Partys nicht den idealen Traummann oder die perfekte Traumfrau gefunden haben. Die freie Wildbahn besteht schließlich nicht nur aus den "Wasserlöchern" der BDSM-Szene. Sie müssen lediglich Ihr Jagdgebiet ausweiten. Aber wo könnten sich die dominanten und devoten Singles sonst noch herumtreiben? Vielleicht wie in *Shades of Grey*, auf der Suche nach Kabelbindern, im Baumarkt? Oder vielleicht an einem FKK-Strand? Dort wird Toleranz großgeschrieben, also könnte dies ein Hotspot für BDSMler mit Halsband oder Gerte sein.

Aber warum sollten Sie sich an diesen Orten auf die Lauer legen? Laut zahlreichen Statistiken zu dem entsprechenden Thema lernen die meisten Menschen ihre Partner am Arbeitsplatz kennen. Gut, natürlich können Sie nicht die Schreibtische Ihrer Kollegen abklappern und jeden fragen, ob er oder sie sich im Bett gern verhauen lässt. Doch Fakt ist, dass Sie auch im Alltag auf Symbole treffen, an denen Sie Mitglieder der BDSM-Szene leicht identifizieren können.

Einige von Ihnen werden nun verständnisvoll auf den Ring der O schauen, den Sie vielleicht am Finger tragen. Die anderen machen sich gerade auf den Weg zu ihrem Rechner, um diesen Begriff zu googeln. Das brauchen Sie nicht, bleiben Sie ruhig hier. Ich erkläre Ihnen, worum es sich bei diesem besonderen Schmuckstück handelt.

Der **Ring der O** ist ein spezielles Accessoire in Form eines, in der Regel schlichten, Fingerrings. An diesem befindet sich ein weiterer Ring, der an die Hälfte einer Handschelle erinnert. Sie können sich unter dem Schmuckstück auch ein Mini-Halsband für Ihren Finger vorstellen, denn auch diese Assoziation ist nicht neu. Seit den 90er Jahren gilt der Fingerschmuck als eines der Erkennungszeichen, um sich als Mitglied der BDSM-Szene zu identifizieren. Seinen Namen erhielt der Ring in Anlehnung an den in der BDSM-Szene berühmten Roman "Geschichte der O" von der Autorin Pauline Réage. Die Hauptdarstellerin, in dem gesamten Buch ausschließlich O genannt, trägt beispielsweise einen derartigen Schmuck.

Oftmals ist es so, dass dominante Damen und Herren das Accessoire an der linken Hand tragen. Bei den Bottoms, also den devoten Männern und Frauen, schmückt der Fingerring die rechte Hand. Auf diese Weise symbolisiert bereits die Platzierung des Schmuckstücks die eigene Neigung. Bei Switchern befindet sich der Ring der O häufig an einer Kette, die die betreffenden BDSMler um den Hals tragen.

Aber:

Sollten Sie auf der Straße oder an Ihrem Arbeitsplatz jemanden entdecken, der einen Ring der O trägt, stürmen Sie nicht sofort auf denjenigen zu. Mittlerweile sind viele Symbole des BDSM - allen voran der besagte Ring - in andere Subkulturen gesickert, sodass viele Anhänger der Gothic-Szene beispielsweise über dieses Accessoire verfügen. Und wie das eben so ist - irgendwann landete der Schmuck auch in den Schmuckkästchen der Vanillas, die seine Bedeutung in den meisten Fällen nicht kennen. Daher erschrecken Sie einen Träger oder eine Trägerin unter Umständen, wenn Sie sofort davon ausgehen, einen oder eine Gleichgesinnte vor sich zu haben.

Trotzdem können Sie Ihre Zugehörigkeit zur BDSM-Szene mit dem Ring der O ausdrücken. Kombiniert mit anderen Accessoires, die eindeutig dem BDSM Bereich zuzuordnen sind, ist seine Symbolik unverkennbar. Mögen Sie es dagegen unauffällig, belassen Sie es bei diesem Schmuckstück und warten Sie, bis ein interessierter Herr oder eine neugierige Dame nach seiner Bedeutung fragt. In der Regel suchen Gleichgesinnte einander, sodass Ihre Chancen, auf andere BDSMler zu treffen, relativ groß sind.

Einige von Ihnen werden jetzt vielleicht skeptisch den Kopf schütteln und sich fragen, warum dieses Erkennungszeichen nötig ist. Schließlich möchte man als BDSMler nicht vor jedem Vanilla geoutet werden. Auch da haben Sie recht, denn was Sie in Ihrem Schlafzimmer - oder wo auch immer sich Ihre persönliche Spielwiese befindet - treiben, geht ausschließlich Sie etwas an. Doch beispielsweise in den USA und England ist es weit verbreitet, dass Anhänger der BDSM-Szene sich anhand dieser dezenten Zeichen finden. Speziell um neue Kontakte zu knüpfen, eignet sich ein solches Accessoire, wenn Sie nicht direkt in einen BDSM-Club spazieren wollen. Ist Ihnen der Schmuck auf der Arbeit zu auffällig, drehen Sie den Ring der O einfach an Ihrem Finger, bis sich der kleinere Halbring in Richtung Ihrer Handfläche befindet. Auf den ersten Blick wirkt der Fingerschmuck nun wie ein gewöhnlicher Ring und Sie riskieren keine neugierigen Fragen von Ihren Mitmenschen.

Deutlich verbreiteter als der Ring der O ist das **BDSM-Emblem**. Speziell dieses Erkennungszeichen werden Sie im Vereinigten Königreich weitaus häufiger zu Gesicht bekommen. Dort tragen es viele Mitglieder der BDSM-Szene als Schlüsselanhänger, Schmuckstück oder Verzierung für Handtaschen und Rucksäcke. Sie merken schon, dass die Engländer und Amerikaner mit dem Thema Sadomaso weitaus entspannter und offener umgehen als wir hier in Deutschland. Darum sehen Sie das BDSM-Emblem hier höchstens als Logo von BDSM-Clubs oder vereinzelt als Anhänger oder Tätowierung.

Das typisch dreigliedrige Design des BDSM-Emblems stammt von einem anonymen Designer. Unter dem Pseudonym "Quagmyr" schuf er das Zeichen als dezentes Symbol der BDSM-

Szene. Den Originalentwurf des Emblems und einige Schmuckstücke mit diesem Symbol können Sie im Internet *(http://emblemproject.sagcs.net/)* ansehen.

Auch dieses Schmuckstück basiert übrigens auf einer Beschreibung eines Accessoires, das die Buch-Protagonistin O trug. Somit outen Sie sich auch mit diesem Kennzeichen als BDSMler - jedenfalls vor denjenigen, die eingeweiht sind und die Symbolik auch, als solche erkennen.

Das BDSM-Emblem stellen Sie sich als dreibeinige Spirale vor, umgeben von einem Kreis. Damit ähnelt es unverkennbar einer Triskele. Auch diese steht im BDSM-Bereich für die Zugehörigkeit der dominanten und devoten Leidenschaften.

Oftmals werden Sie auf Kettenanhängern oder dezent an Schildern von BDSM-Bars diese drei radialsymmetrischen Spiralen bestaunen können. Es gibt mehrere Möglichkeiten, die Triskele innerhalb des BDSM auszulegen. Sie kann einerseits das SSC-Prinzip symbolisieren. Ebenso steht sie für die drei Neigungen im BDSM-Bereich: die Dominanz, die Devotion und das Switchen.

Jedoch ist die Triskele ebenfalls in der keltischen und gälischen Kultur verankert, sodass ihre Symbolik nicht ausnahmslos festgelegt ist. Auch hier sollten Sie warten, bis Sie auf Ihren Schmuck angesprochen werden. Schließlich könnte es für Sie und alle Beteiligten unangenehm werden, wenn Sie Ihren Arbeitskollegen fragen, ob er auf Schläge im Bett steht, nur weil er vielleicht eine Triskele als Tattoo trägt.

Wollen Sie sich als Mitglied der BDSM-Szene outen, können Sie Schmuckstücke mit diesen drei Symbolen tragen. Jedoch sollten Sie sich überlegen, wo und wann sich dieses Outing

onntagsmes-
se, ist die Chance, auf der Kirchenbank von Ihrem Traumpartner angesprochen zu werden, doch relativ gering. Natürlich
können Sie Ihre Leidenschaft überall dort vertreten, wo Sie
gerne möchten, aber denken Sie immer an eines: Nur die
wenigsten wollen, dass die gesamte Nachbarschaft über die
eigenen sexuellen Vorlieben bescheid weiß.

Die drei bereits beschriebenen BDSM-Symbole zählen zu den
eindeutigen Kennzeichen, die auch der ein oder andere Vanilla
identifizieren kann. Möchten Sie sich dezenter als Mitglied der
BDSM-Szene outen, gibt es selbstverständlich auch Möglichkeiten, subtile Hinweise zu streuen.

Viele devote Damen tragen auch im Alltag modische Halsbänder oder eng anliegenden Halsschmuck, der zumindest an dieses BDSM-Symbol erinnert. Natürlich können Sie nicht direkt
jede Frau, die ihren Hals mit einem solchen Band schmückt,
fragen, ob sie gern Ihre Sub sein möchte. Schließlich wanderte
auch dieser Trend in zahlreiche Subkulturen. In der Gothic-
Szene werden Sie zahlreiche Halsband-Trägerinnen und Träger sehen, die mit Sadomaso rein gar nichts am Hut haben.

Doch die Chance, bei einer Dame mit diesem Halsschmuck,
eine Gleichgesinnte vor sich zu haben, ist gegeben. Bemerken
Sie eine Frau, die Halsbänder als dezente Accessoires an
Orten tragen, die dafür eigentlich nicht prädestiniert sind - beispielsweise das Büro - erhöht sich die Wahrscheinlichkeit, eine
Devote vor sich zu haben. Bei den Herren - ob dominant oder
submissiv - weisen beispielsweise Armbänder aus Leder mit
den typischen BDSM-Symbolen auf diese Zugehörigkeit hin.
Bemerken Sie in Ihrem Umfeld jemanden, der diese Kennzei-

166

chen trägt, nähern Sie sich behutsam dem Objekt Ihrer Begierde. Das Tragen der BDSM-Symbole macht dominante und devote Damen und Herren schließlich nicht zu Freiwild - auch wenn Sie momentan als Großwildjäger oder Jägerin unterwegs sind.

Erinnern Sie sich an die Flirtregeln und lassen Sie Ihren Charme spielen. Dann gelingt Ihnen auch eine Annäherung an Ihren Traummann oder Ihre Traumfrau.

Auch Korsagen können ein Zeichen für die Zugehörigkeit zur BDSM-Szene sein. Dabei werden Sie schnell bemerken, dass sowohl dominante als auch devote Damen dieses spezielle Kleidungsstück tragen. Während es bei den Dominas aufgrund der strengen Schnürung Autorität symbolisiert, steht genau diese Schnürung bei den Submissiven als Charakteristikum für Unterwerfung. Eine besonders künstlerische Schnürung weist in einigen Fällen auf Interesse an Bondage hin. Doch wie auch bei den anderen Symbolen können Sie dieses Kennzeichen nicht verallgemeinern.

Wollen Sie sich mit einer Korsage als Sub outen - die Herren wählen alternativ vielleicht Netzshirts oder Ähnliches - überlegen Sie, wo es sich schickt, das aufreizende Kleidungsstück zu tragen. Auch hier sind Kirche, Büro und Sportstudio alles andere als geeignete Orte. Das Café in der Innenstadt dagegen kann sich durchaus als perfekter Platz für Ihre Inszenierung erweisen. Wissen Sie, dass es in der Nähe einen BDSM-Club oder eine ähnliche Lokalität gibt, erhöht sich sicherlich die Chance, auf Gleichgesinnte zu treffen. Diese werden Ihre Symbolik erkennen.

Übrigens:

Natürlich gibt es auch dezente Merkmale, die auf Treffpunkte von BDSMlern hinweisen. Speziell in normalen Gaststätten werden die Geschäftsführer nicht in großen Lettern "BDSM-Stammtisch" über die Theke schreiben. Unerfahrene Vanillas oder voreingenommene Menschen könnten sich dadurch schließlich gestört fühlen und das Etablissement meiden. Daher werden Sie vorwiegend in ansonsten normalen Restaurants und Bars als Zeichen für den BDSM-Stammtisch ein Seil mit einem Knoten darin vorfinden.

Halten Sie die Augen offen und achten Sie auch auf das entsprechende Umfeld. In einem maritim eingerichteten Restaurant finden Sie unter Umständen zahlreiche Seile, in denen sich Knoten befinden. In diesem Fall sind dort natürlich nicht diverse BDSM-Stammtische, Sie verstehen?

Fassen wir kurz zusammen:

Möchten Sie ein dezentes Zeichen setzen, um sich als dominantes oder devotes Mitglied der BDSM-Szene zu identifizieren, stehen Ihnen mehrere Varianten zur Verfügung. Als Schmuckstück, Anhänger, Tattoo oder Logo tragen Sie beispielsweise:
• den Ring der O
• das BDSM-Emblem
• die Triskele

Unauffälliger outen Sie sich mit einem modischen Halsband - hierbei meine ich natürlich keinen Fetisch-Schmuck - oder einem Halstuch als submissive Dame. In jedem Schmuckgeschäft werden Sie entsprechende Accessoires finden. Besonders im Vorfeld des Oktoberfestes bekommen Sie überall eng anliegende Kropfbänder, die sich ebenfalls für diese Symbolik eignen.

Bei diesen Kennzeichen achten Sie jedoch zwingend auf die Person, die diese trägt beziehungsweise Ihr eigenes Umfeld. Viele für die BDSM-Szene typische Merkmale gelten auch bei den Vanillas als beliebte Schmuckstücke. Somit können Sie nicht voraussetzen, einen Gleichgesinnten gefunden zu haben, wenn jemand eine Triskele oder beispielsweise das BDSM-Emblem trägt.

Epilog

Puh, nach dieser Reise durch die Seiten sind Sie nun tatsächlich am Ende angelangt. Nach diesen vielen, vielen Ratschlägen - von denen Ihnen hoffentlich so mancher nützlich sein konnte - haben Sie es geschafft und sind mich als Ihre Begleiterin endlich los.

Ich weiß, ich weiß - dem ein oder anderen von Ihnen wird dieser Gedanke ein Tränchen in die Augen treiben. Na gut, vielleicht auch nicht - Sie müssen ja nicht allzu vehement den Kopf schütteln.

Trotzdem hoffe ich, dass Sie nach der Lektüre dieses kleinen Ratgebers gut informiert oder wenigstens höchst amüsiert Ihre Suche nach Mr. oder Mrs. Right starten können. Überlegen Sie sich, was Sie sich für sich selbst wünschen und geben Sie sich ja nicht mit weniger zufrieden. Dann klappt es nicht nur damit, den Partner über die eigenen Vorlieben zu informieren, sondern sich im Fall der Fälle auch einen neuen Traummann oder eine neue Traumfrau zu suchen.

Um es kurz zu sagen:

Liebe Dominante, wenn Sie den Partner oder die Partnerin Ihrer Träume in einem Chat, einem Club oder auf der nächsten Parkbank ausfindig machen, dann warten Sie nicht lange. Schlagen Sie am besten sofort zu. Natürlich nicht wortwörtlich - jedenfalls nicht in aller Öffentlichkeit. Sie verstehen schon.

Und was die devoten und masochistischen Leser anbelangt - trauen Sie sich, aktiv auf die Pirsch zu gehen oder lassen Sie sich einfach von Ihrem perfekten dominanten Gegenstück ausfindig machen. In diesem Sinne, möge die Macht mit Ihnen sein. Oder wäre in diesem Fall vielleicht die Ohnmacht besser?

Haben Sie Ihren Traumpartner bereits gefunden? Ja, warum sitzen Sie dann eigentlich noch hier? Klappen Sie das Buch zu, schnappen Sie sich Ihren Schatz und führen ihn oder sie in die fantastische Welt des BDSM ein. Wie Sie Ihre Leidenschaft mit Ihrem oder Ihrer Liebsten teilen können, wissen Sie nun, sodass Sie noch heute für fesselnde Augenblicke zu zweit sorgen können.

Über die Autorin

Cara Morgen ist studierte Psychologin und begann schon in ihrer frühen Jugend mit dem Schreiben von Kurzgeschichten. Als junge Erwachsene schrieb Sie unter dem Pseudonym Foxy Farkas erotische Literatur, die als Printbücher, E-Books und teilweise im Internet erschienen. Jetzt hat sie Ihr fachliches Wissen kombiniert mit ihren persönlichen Erfahrungen in diesem Ratgeber gebündelt.